国医绝学百日通

醋蛋茶酒治百病

李玉波 翟志光 袁香桃 ◎ 主编

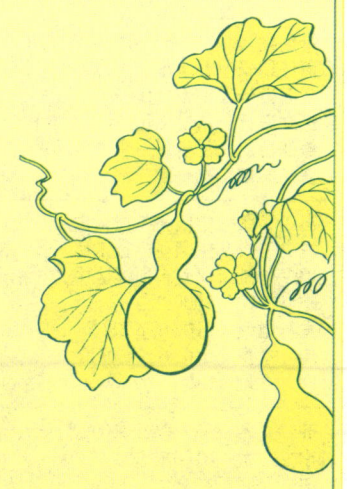

中国科学技术出版社
·北 京·

图书在版编目（CIP）数据

醋蛋茶酒治百病 / 李玉波, 翟志光, 袁香桃主编. — 北京：中国科学技术出版社，2025.2
（国医绝学百日通）
ISBN 978-7-5236-0766-4

Ⅰ.①醋… Ⅱ.①李…②翟…③袁… Ⅲ.①常见病—食物疗法—基本知识 Ⅳ.①R247.1

中国国家版本馆CIP数据核字（2024）第098696号

策划编辑	符晓静　李洁　卢紫晔
责任编辑	曹小雅　王晓平
封面设计	博悦文化
正文设计	博悦文化
责任校对	吕传新
责任印制	李晓霖

出　　版	中国科学技术出版社
发　　行	中国科学技术出版社有限公司
地　　址	北京市海淀区中关村南大街 16 号
邮　　编	100081
发行电话	010-62173865
传　　真	010-62173081
网　　址	http://www.cspbooks.com.cn

开　　本	787毫米×1092毫米　1/32
字　　数	4100千字
印　　张	123
版　　次	2025 年 2 月第 1 版
印　　次	2025 年 2 月第 1 次印刷
印　　刷	小森印刷（天津）有限公司
书　　号	ISBN 978-7-5236-0766-4 / R · 3282
定　　价	615.00元（全41册）

（凡购买本社图书，如有缺页、倒页、脱页者，本社销售中心负责调换）

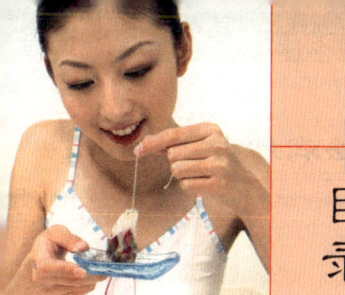
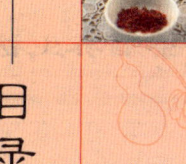
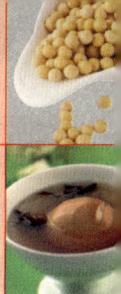

目录

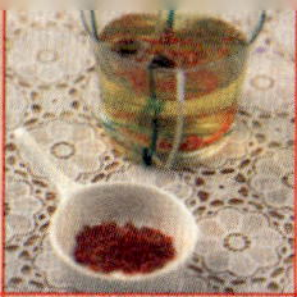

第一章　最便宜、亲民的保健卫士——醋、蛋、茶、酒

第一节　醋的养生祛病功效 2

第二节　传统医术中神奇的醋蛋疗法 5

第三节　家庭自制药蛋的常用蛋品 7

第四节　须谨慎使用醋蛋疗法的人群 9

第五节　茶的养生祛病功效 11

第六节　常见茶的养生功效 15

第七节　源远流长的茶疗 17

第八节　需要进行茶疗的人群 19

第九节　认识药酒 25

第十节　超简单的家庭自制药酒法 26

第十一节　人人都会的冷浸泡酒法 29

第十二节　药酒的内服、外敷都有讲究 33

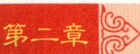

第二章 醋蛋茶酒养生祛病妙方

第一节	呼吸系统疾病	37
第二节	消化系统疾病	43
第三节	循环系统疾病	48
第四节	生殖泌尿系统疾病	52
第五节	神经、运动系统疾病	57
第六节	代谢系统疾病	60
第七节	感染及外伤	62
第八节	肛肠疾病	68
第九节	妇科疾病	70
第十节	五官科疾病	75
第十一节	防癌抗癌	84
第十二节	其他疾病	90

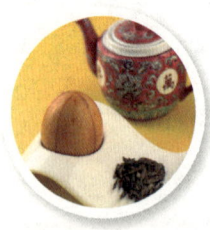
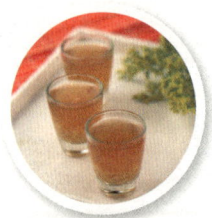
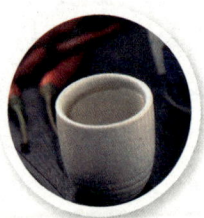

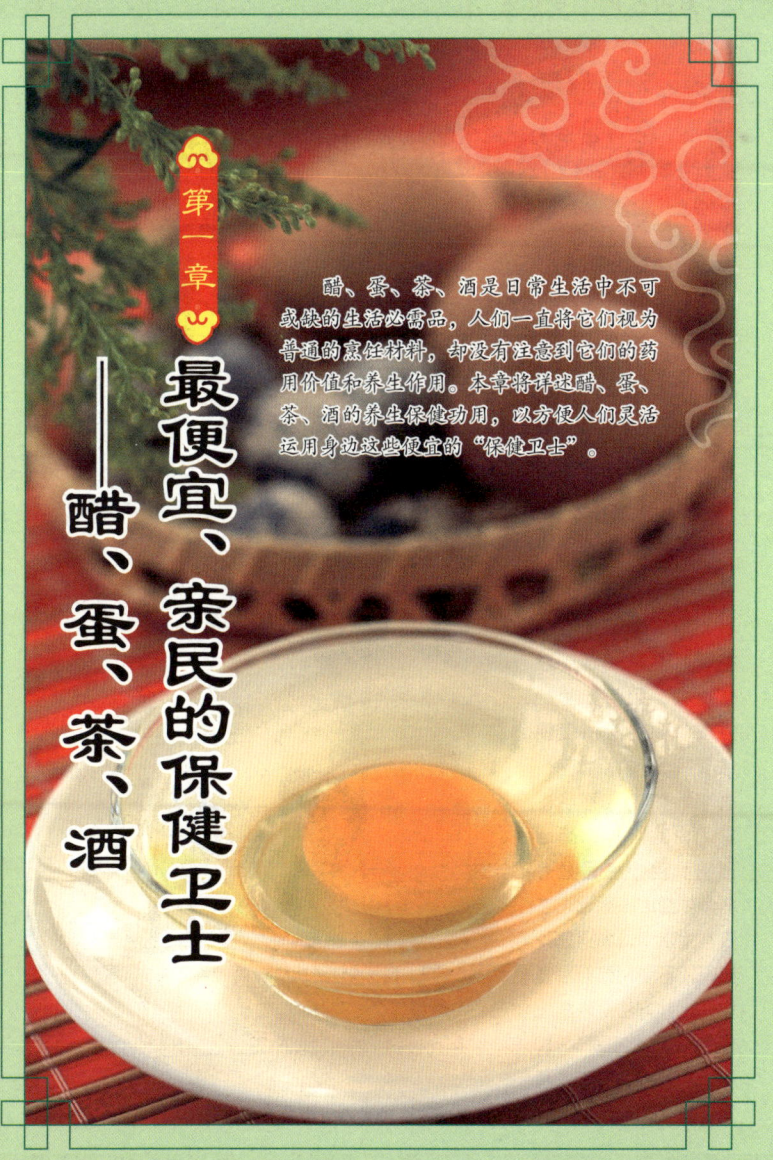

第一章

最便宜、亲民的保健卫士
——醋、蛋、茶、酒

醋、蛋、茶、酒是日常生活中不可或缺的生活必需品，人们一直将它们视为普通的烹饪材料，却没有注意到它们的药用价值和养生作用。本章将详述醋、蛋、茶、酒的养生保健功用，以方便人们灵活运用身边这些便宜的"保健卫士"。

第一节　醋的养生祛病功效

健胃

醋是一种能帮助消化的调味品，主要通过促进胃液的分泌达到健胃消食的目的。

防治感冒

在酿醋的工厂里，工人们很少感冒，有的甚至工作二十几年也从未患过感冒。研究结果证明，酿醋厂工人不易感冒，与其长期接触醋有关。因为酿醋厂空气中的醋酸浓度使感冒病毒难以生存，故酿醋厂工人不易感冒。由此可见，醋能预防和治疗感冒是有科学依据的。因此，在日常生活中，如遇感冒流行，不妨用醋熏室内空间，其方法是取醋适量（每立方米空间2～10毫升），用1～2倍水稀释，以小火加热熏蒸。

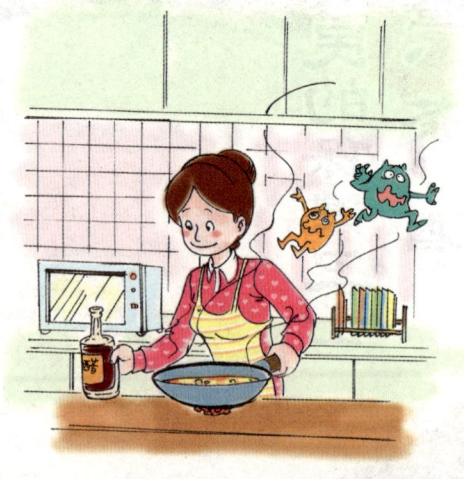

用醋熏室内空间能有效防治感冒

降低胆固醇

醋之所以能降低胆固醇含量,是因为醋中含有烟酸和维生素C,它们均是胆固醇的克星。醋中的烟酸能促使胆固醇经肠道随粪便排出体外,使血浆和组织中胆固醇含量减少;醋中的维生素C也具有促进胆固醇排出的效果。据报道,高胆固醇的人服用维生素C后血液中胆固醇及三酰甘油会降低。醋还能保护食物中的维生素C不被破坏,长期食用醋能使体内维生素C含量不断增加,从而促使人体内胆固醇含量降低。因此,可以说为防病治病,应适量食用醋。

降低血压

我国民间很早就有用醋泡花生米来防治高血压的实例。选用饱满带衣的生花生米半碗,倒入上等醋至满,浸泡7日。从第8日起,每日早、晚各服10粒,可降低血压。醋之所以能降低血压,是因为醋中含有维生素C和烟酸,能扩张血管,促进胆固醇的排泄,增强血管的弹性和渗透能力。

减肥瘦身

醋中含有氨基酸,除了可以促进人体内过多脂肪转变为能量消耗,还可使糖的代谢顺利进行,有很好的减肥作用。

醒酒剂

饮酒过多,会使血液中酒精浓度增加,如果在饮酒的同时适量饮用醋,就能降低血液中的酒精浓度,从而减轻或延缓大醉状态的出现。

醋中含有多种成分,这些成分相互配合,使醋成为一种天然的"醒酒剂"。醋能对抗和缓解酒精的抑制作用,增加胃液分泌,扩张血管,利于血液循环,提高肝脏的代谢能力,增强肾脏功能,加快排尿,促进酒精从体内迅速排出。

抗菌抑菌

醋具有一定的杀菌、抑菌能力。在室内用醋熏30分钟后,除A组溶血性链球菌有个别菌落外,其余全被杀灭。实验还证明,醋有杀灭白喉杆菌和流行性脑脊髓膜炎、麻疹、腮腺炎病毒的效力。对于绿脓杆菌、发癣菌等多种细菌、真菌,醋也有很强的杀灭效力。在中医临床上和民间验方中,都将醋广泛地用于防治外科、皮肤科的多种疾病中,并取得了较好的效果。

国医小课堂

食醋也有禁忌

◎羊肉和醋不能一起食用:羊肉性温热,具有益气补虚、温中暖下、补肾壮阳等功效。醋性温,有开胃、活血、杀菌等作用,与寒性食物相配效果较好,而不宜与羊肉这类温热食品相配。羊肉与醋搭配不仅会削弱两者的食疗作用,还会产生对人体有害的物质。

◎凉拌海参别放醋:酸性环境会让胶原蛋白的结构发生变化,蛋白质分子出现不同程度的凝集和紧缩,这样就破坏了海参原有的质感和味道。因此,加了醋的海参不但吃起来口感、味道不佳,而且由于胶原蛋白受到了破坏,其营养价值也大打折扣了。

◎炒胡萝卜忌放醋:胡萝卜含有大量的胡萝卜素,进入人体后,可以转变成维生素A。维生素A可以维持眼睛和皮肤的健康。但是醋会破坏胡萝卜素,如果炒胡萝卜放醋,胡萝卜素就会被破坏掉。

◎烹调绿叶菜不宜加醋:绿叶菜中含有丰富的叶绿素,叶绿素在酸性条件下一旦加热就极不稳定,从而使绿叶菜的营养价值降低。

第二节 传统医术中神奇的醋蛋疗法

醋蛋疗法是以"醋""蛋"为主的一系列食疗配方,是常用于保健、祛病、健身、益寿的一种自然疗法。用醋防病、治病在我国已有悠久的历史,并积累了丰富的经验。目前世界很多国家,特别是美国、日本欧洲等国家或地区掀起了"喝醋""喝醋蛋液"之风,于是形形色色的醋酸饮料风靡市场,进入了千家万户。

经常食用醋,可以软化血管,降低血压,预防动脉硬化,治疗糖尿病。醋还有减肥、美容、杀菌、抗癌等独特作用。鸡蛋是老幼皆宜的美味佳品,它不仅为人类提供丰富的营养,而且还是防病治病、延年益寿的天然良药。

醋蛋的做法很简单,只需要一些简单的器材就可以做成,而且在家里也可以做。取9度米醋180克装进大口杯,然后将一个新鲜的生鸡蛋洗净,浸泡在米醋中,36～48小时后,蛋壳被软化,仅剩一层薄皮包着已经胀大了的鸡蛋,用筷子将皮挑破,再将鸡蛋清和鸡蛋黄与醋液搅匀,即制成醋蛋液,每日清晨空腹食用,1个醋蛋可分5次食用,每次兑水2～3倍,再加点蜂蜜调匀服下,软蛋皮可一次服完。

制作醋蛋的注意事项

◎鸡蛋必须新鲜,蛋壳要清洗干净,以免将蛋壳上的细菌带入醋中。
◎要选用优质醋。据研究,9度优质醋浸蛋质量最好。其他低度优质醋也可以,但浸泡的时间要适当延长。
◎忌用合成醋。有些人为了提高醋的浓度,在醋中加入醋精,结果适得其反,破坏了醋蛋液的保健功能。
◎初次制作的醋蛋液服用3日后,如无不良反应,可开始制作第二杯醋蛋液，以便于衔接连服。

服用醋蛋液的注意事项

◎喜欢饮醋的人可以不用加蜂蜜直接饮服。有的人如果感觉酸度太高，可加蜂蜜适量，并加40℃左右的温开水2~3倍兑服，加入冷开水也可，但不要用生水或沸水，以免破坏醋蛋液中的营养成分。
◎如果在服用初期胃有不适，可酌量加温开水稀释，或是减量服用，或是早饭后服用。
◎如果服用一段时间后，仍有不适感，则不必勉强服用。
◎服用醋蛋液后应用清水漱口，以免伤牙。
◎夏天为防止醋蛋液发霉，制好后应放入冰箱中冷藏。若发现醋蛋液发酵出现泡沫、变质、味道异常，应弃之不用。
◎服用醋蛋液，除可能会偶尔反胃酸之外，没有其他副作用，可以长期服用。但应注意的是，切不可把它当作包治百病的"灵丹妙药"，应该在医生的指导下，在积极治疗疾病的基础上合理使用。
◎服用醋蛋液时，还应注意不要空腹服用，不要与小苏打、胃舒平等碱性药物、磺胺类药物同用。每天服用不宜过多，最多1~2杯稀释醋。胃酸过多、胃及十二指肠溃疡患者，则宜限量或不用为佳。

国医小课堂

蛋壳颜色与营养价值有关吗

就蛋的营养价值而言，其高低主要取决于饲料的营养结构与鸡的摄食情况，与蛋壳的颜色并无多大关系。一般产蛋初期壳色最深，然后逐渐变浅，产蛋量高的母鸡其蛋壳颜色较浅。通过选育可以改变蛋壳颜色的深浅，因此，从蛋壳颜色上不能判断是不是柴鸡蛋以及营养价值是否高。

第三节　家庭自制药蛋的常用蛋品

🌸 鸡蛋

鸡蛋不仅是人们日常生活中的理想蛋类食品，也是婴幼儿、孕产妇与年老体弱者的滋补佳品。中医认为，鸡蛋具有滋阴养血、镇惊、益气、安胎、润肺、清热解毒的功效，鸡蛋清主要用于热病烦闷、燥咳声哑、胎动不安、产后口渴、下痢、目赤、咽痛、烫伤、热毒肿痛等症；鸡蛋黄多用于心烦不眠、虚劳吐血、热疮、肝炎、消化不良等症。新鲜鸡蛋可煮食、煎食、炒食、沸水冲服，或与药汁配伍内服、外用。

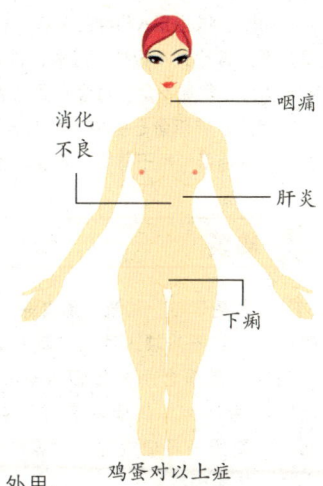

鸡蛋对以上症状均有缓解及治疗作用

🌸 鸭蛋

鸭蛋的体积和重量均比鸡蛋大，但味道不如鸡蛋，因而直接食用的消费量远不及鸡蛋，一般多加工成皮蛋和咸蛋食用。中医认为，鸭蛋具有清热滋阴、清肺泻火、止痛的功效，主要用于肺热咳嗽、喉痛、牙痛、泻痢等症的食疗。

新鲜鸭蛋可以煎汤、煮食或开水冲服。鸭蛋经过加工后变成皮蛋、咸蛋，容易保存，且吃起来别有风味。营养成分基本上没有改变，只是皮蛋在加工时使用了石灰，破坏了蛋中的B族维生素，但其他营养成分还是完好地保存下来。

鹌鹑蛋

鹌鹑蛋小巧玲珑，营养价值较高。鹌鹑蛋中氨基酸种类齐全，还含有多种磷脂、维生素A和维生素B_2，以及钙、磷、铁等矿物质。中医认为，鹌鹑蛋具有补血、养神、健肾、益肺和降压的功效，主要用于体弱多病、年老体衰、气血不足、月经不调等症。

因此，鹌鹑蛋是各种体质虚弱的患者、老人、儿童和孕妇理想的滋补食品。鹌鹑蛋可用于蒸糕、煮食，也可用开水冲服。

鸽蛋

鸽蛋是孕妇、儿童、患者等人群的高级营养品，也是宴席上的一道时尚菜。鸽子蛋被人称为"动物人参"，含有丰富的蛋白质，具有解毒功效。鸽蛋含水分较多，煮熟后鲜嫩味美，是一种理想的滋补佳品。中医认为，鸽蛋具有补肾益气、解毒的功效，主要用于肾虚气虚、腰膝酸软、疲乏无力、心悸、头晕等症。

鹅蛋

鹅蛋含有一种叫作卵磷脂的物质，能帮助消化。此外，鹅蛋还含有丰富的蛋白质，比鸡蛋和鸭蛋要高出许多倍。

鹅蛋

鹅蛋中含有多种蛋白质，其中所含的最多和最主要的是蛋白中的卵白蛋白和蛋黄中的卵黄磷蛋白。鹅蛋中所含的蛋白质中富有人体所必需的各种氨基酸，是完全蛋白质，易于人体消化吸收。

第四节 须谨慎使用醋蛋疗法的人群

醋蛋疗法适用于绝大多数人群。但仍有一部分人不能食用，如果确实因病情需要选用醋蛋配方用以健身和防治疾病，一定要在有经验的医生的指导下使用。下面我们就介绍一下哪些人群不宜食用醋蛋。

◎服用某些药物时不宜吃醋。磺胺类药物在酸性环境中容易形成结晶，从而损害肾脏。服用碳酸氢钠、氧化镁、胃舒平等碱性药物时，食用醋会使药物改变药性。

◎服用庆大霉素、卡那霉素、链霉素、红霉素等抗生素时最好不要吃醋，以免降低药效。

◎对醋过敏者吃醋时有可能会引起过敏症状，应慎用含醋的配方。

◎骨伤患者不宜多吃醋。现代医学研究证明，醋酸有软化骨骼和脱钙的作用。骨伤患者吃醋后会使伤处感觉酸软，疼痛加剧，影响骨伤愈合。

◎服解表发汗的中药时不宜吃醋。中医认为，酸能收敛，当复方银翘片之类的解表发汗中药与之配合时，醋会促进人体汗孔的收缩，还会破坏中药中的生物碱等有效成分，从而干扰中药的解表发汗作用。

◎痛风患者不宜食用果醋，因为果醋为酸性饮料，不利于血尿酸排泄。

◎糖尿病患者也不宜食用果醋，因为一般的果醋含糖量都比较高，过多饮用会引起血糖升高。

◎有少数人食用鸡蛋后，会引起胃痛、腹痛、腹泻，有的皮肤上会出现荨麻疹，若经医生检查确因食用鸡蛋所致，就应停止服用醋蛋。

◎凡皮肤生疮、化脓者，应少食或不食鸡蛋，以免使炎症加剧。

◎凡脾胃虚弱、胃脘胀满、舌苔厚腻者，均宜少食鸡蛋，以免多食后引起胃脘部闷满不适。

◎胆结石患者过多地吃醋可能会诱发胆绞痛。因为酸性食物进入十二指肠后可刺激其分泌肠激素，从而引起胆囊收缩，产生胆绞痛。

◎胃溃疡、胃酸过多和饮醋后胃部不适者，应该慎服含醋的各种饮料。

◎患有低血压的老年人在饮用醋蛋液时也要注意，如有不适应就不要勉强饮用，以免导致胃部病变。

◎肾炎患者在发病期间、已行胆囊切除手术的患者在手术后半年内、肝硬化患者，均应慎服含蛋的各种配方。

◎胆结石患者限服各种含有油脂的鸡蛋配方(不含食用油的鸡蛋配方仍可食用)。

◎在高热时，消化腺分泌减少，各种消化酶的活力也下降，此时饮食应清淡，若食用含高蛋白质的鸡蛋，会引起食欲下降，甚至腹胀、腹泻。尤其是儿童高热时，更不宜食用鸡蛋。

国医小课堂

鸡蛋应该生食还是熟食

一般而言，鸡蛋不宜生食，必须熟食。生吃鸡蛋既不卫生，又不易消化，甚至可能导致食物中毒。但是中医认为，热病则生用为好。本书介绍的有些配方就是以生鸡蛋为材料制成的。值得注意的是，在选用生鸡蛋为材料时，一定要挑选新鲜的蛋品。如果条件允许，在鸡蛋壳外应先用酒精消毒后再将鸡蛋打破食用。

本节介绍的醋蛋用也是生鸡蛋，用醋浸泡后直接服用。但这与生吃鸡蛋不同，因为鸡蛋被醋浸后，鸡蛋上的各种微生物在醋酸的作用下很快就被抑制或消除，同时蛋内的蛋白质在醋的渗透溶解下形成小分子状态，更便于消化吸收了。因此，这种"醋蛋液"是卫生的。

第五节 茶的养生祛病功效

针对季节喝对茶

众所周知，茶有养生的功效。为了取得好的保健效果，人们根据春、夏、秋、冬四季的不同而选择不同的茶叶。因为只有根据茶叶的性能功效，随季节变化选择不同的品种，才有益于健康。

□ 春季宜喝花茶

春天大地回春，万物复苏，人体和大自然一样，也开始处于舒发之际，这个时候最适合喝茉莉、桂花等花茶。花茶性温，春季饮花茶可以散发在整个冬季里积郁于人体之内的寒气，促进人体阳气生发。花茶香气浓烈，香而不浮，爽而不浊，令人精神振奋，是消除春困、提高身体机能的最好选择。

□ 夏季宜喝绿茶

夏天骄阳似火，气温高，出汗多，人体内津液消耗量大，此时适合喝龙井、毛峰、碧螺春等绿茶。绿茶味略苦，性寒，具有消热、消暑、解毒、祛火、降燥、止渴、生津、强心提神的功效。绿茶泡发之后通体碧绿，清鲜爽口，滋味甘香并略带苦寒味。绿茶富含维生素、氨基酸、矿物质等营养成分，喝绿茶既可以消暑解热，又能给身体增添营养。

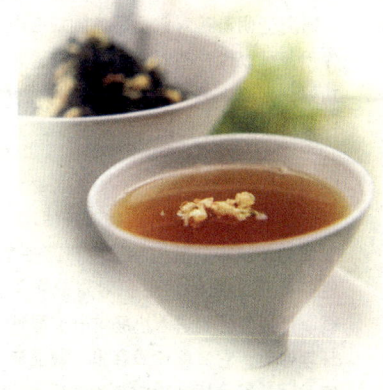

秋季宜喝青茶

秋天天气干燥，气温下降，常使人感觉口干舌燥，这个季节最适合喝乌龙、铁观音等青茶。青茶性适中，介于红茶、绿茶之间，不寒不热，最适合秋天饮用。长期饮用青茶能润肤、益肺、生津、润喉，可以清除体内余热，恢复津液，非常适合金秋保健。青茶汤色金黄，外形肥壮均匀，紧结卷曲，色泽绿润，香味馥郁，其味爽口回甘。

冬季宜喝红茶、黑茶

冬天气温低，寒气重，人体生理功能减退，这时候阳气渐弱，对能量与营养要求较高。此时宜喝祁红、滇红等红茶和普洱、六堡等黑茶。红茶含有丰富的蛋白质，冬季饮之，可补益身体，善蓄阳气，生热暖腹，从而增强人体对冬季气候的适应能力。红茶也含有丰富的蛋白质，能够强身补体。此外，冬季人们的食欲加大，进食油腻食品增多，饮用红茶还可去油腻、开胃口、助养生，使人体更好地顺应自然环境变化。黑茶和红茶具有同样的效果。

茶的神奇功效

茶不仅具有生津解渴的作用，还可以延年益寿、抗老强身，这从中医观点或过去茶、医、药三方面的典籍论述中，都可以得到论证。而近代更有研究证明，茶对包括恶性肿瘤在内的许多慢性疾病有良好的预防与治疗作用。可以说，茶对人体健康有着非常显著的功效，因此，我们综合中医学与现代药学理论，将茶的功效归纳为以下几点。

提神解乏

茶叶中含有35%的咖啡碱（即咖啡因），它能与茶水里的其他物质中和，在胃内的酸性条件下，它的活性和对胃的刺激性被减弱，但当混合物进入小肠这一非酸性环境中时，它又能还原释出，被血液吸收，从而发挥消除疲劳的作用。此

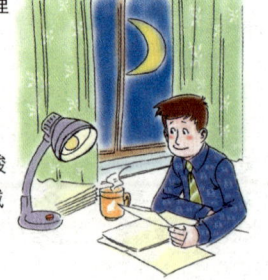

喝茶可提神醒脑

外，茶还含有黄烷醇类化合物，同样对提神醒脑有所帮助。

□ 降脂减肥

茶叶中的咖啡碱、维生素、茶多酚及多种化合物，都有调节脂肪代谢的功能，加上茶水中还含有一些能溶解油脂的芳香类化合物，帮助人体消化肉类和油类等食物，因此，长期饮用茶饮不仅能降低胆固醇，防治高血脂，而且能使人身材健美。

□ 抗菌抑菌

茶叶中的儿茶素类化合物可以抑制细菌、消炎，而茶多酚和鞣酸能凝固细菌中的蛋白质，进而杀死细菌，所以茶不时被用来治疗肠道、口腔、皮肤等疾病，甚至外伤破皮也可用浓茶冲洗患处以消炎杀菌。

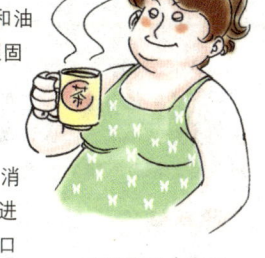

喝茶能瘦身减肥

□ 预防龋齿，除口臭

茶是一种碱性物质，能减少钙质的流失，使口腔酸碱中和，保护牙齿。茶多酚类及其复合物质可以杀死细菌，改善牙龈炎，而茶的苦涩成分儿茶素则具有消除口臭的功效。综上可见，平时常以茶漱口，对预防龋齿是有帮助的。

□ 助消化，防便秘

茶中的咖啡碱和黄烷醇类化合物，可以促进消化道的蠕动，帮助消化，预防消化系统疾病的产生。

□ 利尿排毒

咖啡碱和茶碱能抑制肾小管吸收水分，也能扩张肾脏血管以畅通血液，因此有利于有毒物质排出体外，可以缓解水肿等症状。例如，红茶的解毒利尿作用，用在治疗急性黄疸型肝炎上很有效果。

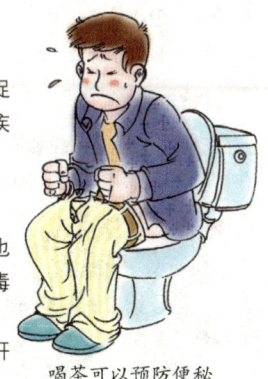

喝茶可以预防便秘

解酒

茶叶里的维生素C能帮助酒精在肝脏内代谢，且咖啡碱有利尿作用，可以让酒精迅速排出体外，加上它能兴奋大脑神经中枢，所以醉酒或须醒酒的人，要多喝点儿茶。

明目

人的眼睛需要维生素C与维生素A原——类胡萝卜素，而这两种营养素在茶叶中的含量都很高，所以多喝茶对于治疗眼疾或明目，都有一定的效果。

降血糖

茶中有儿茶素类化合物、二苯胺、复合多糖等成分，对降低血糖有不错的效果，

眼睛不好的人多喝茶

其他像维生素C、B族维生素，也能促进糖分的代谢，因此糖尿病患者若经常饮茶，对症状的缓解是有帮助的。

预防动脉粥样硬化与冠心病

茶对消脂瘦身有一定的功效，因此对动脉粥样硬化与冠心病有防治的效果。如茶中的茶多酚和维生素C能活血化瘀，增强微血管的韧性，防止动脉粥样硬化，降低高血压和冠心病的发病率。曾有研究显示，乌龙茶能有效降低总胆固醇及血液黏度。

预防辐射

茶叶中含有的单宁物质和儿茶素，可以中和锶-90等物质，减少放射性物质伤害。

抑制过敏性疾病

以绿茶、乌龙茶、红茶萃取液为抗原做试验，结果发现不论哪种茶，都具有抑制过敏的效果。

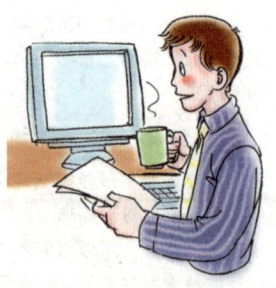

电脑工作者要经常喝茶

第六节　常见茶的养生功效

菊花茶

　　菊花茶能疏散风热，平肝明目，解疔疮毒，常饮可预防各种流感瘟疫，并可治头晕目眩、目赤肿痛。另外，它还有润肺清喉的功效，可以长期饮用，是老少皆宜的一种饮品，也可以作为日常生活中常饮的茶饮料。

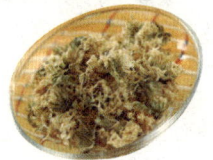

干菊花

柳叶茶

　　柳叶味苦无毒，能活血、解毒、祛湿，以少量开水泡饮，可预防感冒、疮疡，并辅助治疗老年性头晕目眩。

金香莲

　　金香莲，又名口香菊茶，产于我国东北大兴安岭原始森林地带，纯天然野生，无任何污染。其花形秀丽、气味芳香，金香莲茶饮具有保肝健胃、活血、补血、利尿、排毒养颜的功效，可治上呼吸道感染、气管炎、咽喉炎、肺炎、膀胱炎，且功效显著。

桑叶茶

　　桑叶茶的原材料以霜后未老桑叶为佳，可以疏风清热、凉血明目、补中利水、开胃祛喘。桑叶加桑根皮代茶饮效果更好。

柿叶茶

柿叶茶含有氨基酸、芦丁、单宁酸及一些人体必需的微量元素,有理气利水的作用,常服可降血压、降血脂,并有一定的抗癌、减肥功效。

苏叶茶

以紫苏叶为好,有特殊的香气,能发散风寒、理气健胃、防治瘟疫,并可解鱼蟹毒。

普洱茶

普洱茶有促进血液循环畅通、分解和消除脂肪、促进肠蠕动的作用,可改善便秘。

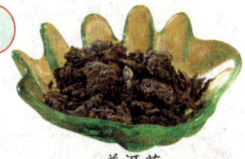

普洱茶

枇杷叶茶

枇杷叶味苦,性平,可和胃降气、清肺止咳。用时将枇杷叶晒干,风吹去细毛后,用开水泡饮。

白茅根茶

取一大把白茅根洗净,煮沸当茶饮,有凉血、止血、清热、利尿的作用。

决明子茶

决明子茶含蛋白质、决明子茶碱、大黄酚等,有清肝胆热及明目的作用。炒后沏水,能抑制细菌生长,降低胆固醇,常服可明目,并能治疗习惯性便秘。

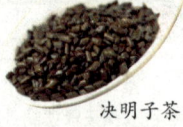

决明子茶

第七节 源远流长的茶疗

我国茶文化源远流长，在发展中逐渐与中药学融合成各种茶疗方，甚至处方。虽有茶之名，但并无茶叶成分的茶方也开始出现，这从唐宋的中医学著作中就可以窥见。宋朝的《太平圣惠方》中，记载了8个药茶处方，其中薄荷茶、石膏茶、葱豉茶、硫磺茶的茶方是有茶叶成分的，另外4种则无，而是以中药制成的药剂。

茶疗与中医

严格来说，茶疗是茶文化与中医结合的产物。如果要茶疗方效果更好，或者能适应更复杂的病情，处方最好是"复方"，即要添加汉方药草或者配伍其他药物。例如，茶和有相同功效的汉方药草一起搭配，如搭配山楂、荷叶、泽泻等，可以增强降血脂的疗效；茶和有其他功效的汉方药草联合运用，如搭配川芎及天麻来减缓神经血管性头痛，加桂圆来补血益气与强心健脾等，这样便可以扩大治疗的病症范围。而这种结合，如上所述，也慢慢发展出没有茶叶的茶疗方，像菊花茶、人参茶、石斛茶、刺五加茶、桔梗茶等，都是可以单独冲泡饮用的茶方，渐渐地，有更多不是传统汉方药草的材料也被冲泡作为茶疗方，

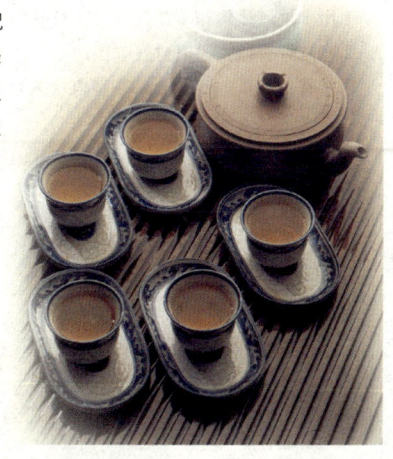

且效果较好。如桂花茶，可健胃通气、镇静止痛；七叶胆茶，可补中益气、降血脂、延年益寿等。

茶疗方的剂型与应用

如今，关于茶疗方的剂型也由单纯的汤剂发展出丸剂、散剂、冲剂等多种，并被应用在内服、外用、体外应用等方面。外用是指用于皮肤或黏膜的表面；体外应用是指不直接作用于人体上的用法，如茶枕等。但茶疗的方式仍以内服为主。

茶疗方的制法

现在，对现代人最为便利的饮茶方式，莫过于用热开水冲泡饮用，也因此，便利、养生的茶疗才会一直深受大众喜爱，历久不衰。

既然茶疗养生广为民众接受，发展的多元性就不会只是茶叶与汉方药草的结合，一些青草药、芳香花草、健康食材等，都能成为茶疗的选材。花草茶茶疗方制作步骤如下：

1.用小匙取适量花草茶，装入滤茶袋中（图1）。
2.将滤茶袋翻折过来封好（图2）。
3.装有花草茶的滤袋放入茶壶内（图3）。
4.注入热水（图4）。
5.静置足够时间，待花草茶香气和味道释出，再将茶袋取出，放小盘子上（图5）。

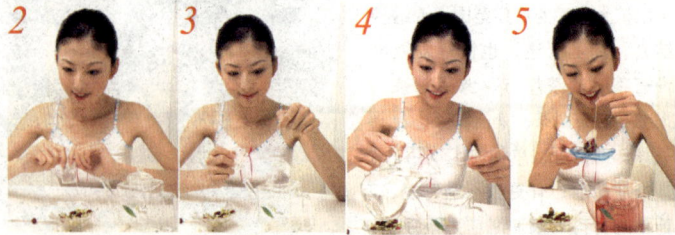

第八节　需要进行茶疗的人群

希望延缓衰老的人群

□每天喝几杯绿茶

自由基是人体衰老的原因之一，它能氧化体内的不饱和脂肪酸，使脂肪变质，造成细胞膜、线粒体膜、溶酶膜硬化，膜的功能失常，产生动脉粥样硬化，促使人体衰老；自由基还能使脱氧核糖核酸(DNA)遭到破坏，从而促使智力衰退、肌肉萎缩，产生早衰现象。茶多酚能竞争性地与自由基结合，终止自由基的反应，从而预防或减轻过量自由基对人体的损伤，起到除病健身的效果。近年来的研究证明，免疫功能的衰退，也是由体内发生的自由基毒性反应损害了免疫系统的功能所致。茶多酚将清除过量自由基和调节免疫的作用相互关联，起到延缓衰老的功效。每天喝几杯绿茶是个不错的选择。绿茶所含的抗氧化剂有助于抵抗老化。超氧化物歧化酶（SOD）是自由基清除剂，能有效清除过量自由基，阻止自由基对人体的损伤。绿茶中的儿茶素能显著提高SOD的活性，有效清除自由基。

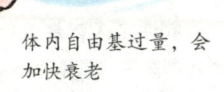

体内自由基过量，会加快衰老

□多喝点枸杞茶

想长寿延年、青春永驻的人不妨多喝点儿枸杞茶。枸杞子是一种常见的、普通的中药，并非茶类，所谓枸杞茶是指以饮茶的方式来服用枸杞子。实践表明，枸杞茶具有延年益寿、轻身抗老的食养效果，有促生长、降血糖、降血脂、调整神经活动、促进肝细胞新生(护肝)、增强免疫等功能，有助于治疗老年性高血压、高血脂、动脉粥样硬化、糖尿病等。

食欲不振者

当身体感到疲倦、体力衰退或胃口不好时，可以泡乌龙茶喝。喝乌龙茶不仅使人精神振奋，还能促进食欲。绿茶也有促进食欲的功效，但不如乌龙茶效果显著。其原因在于乌龙茶中的单宁酸促进胃液分泌的作用大，使胃肠蠕动加快，从而产生食欲。常喝乌龙茶的人也许没有这种感觉，但一个常喝绿茶或不常喝茶的人，喝了乌龙茶后，食欲会有一定的增加，甚至对油腻食物也会感兴趣。此外，乌龙茶解油腻，可使身体不致产生过多的脂肪。

食欲不佳时不妨喝些乌龙茶

吸烟人群

有许多人都希望能把烟戒掉，但无论怎么努力都戒不掉，那么怎样才能把吸烟的危害降到最低呢？答案就是喝茶。原因如下：
◎茶叶中的儿茶素类物质和脂多糖物质可减轻香烟中有害成分对人体的危害，对造血功能有显著的保护作用。
◎可以补充吸烟时所消耗掉的维生素C。吸烟可促使人体血清中的维生素C与烟

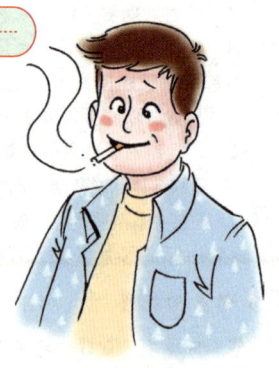

吸烟者可经常饮绿茶

雾中的一氧化碳、亚硝胺、尼古丁、甲醛等氧化致癌物结合，使得维生素C大大减少，导致人体内的垃圾大量堆积，给人体健康留下了隐患。而吸烟者通过饮茶可以摄取到身体所需的维生素C，特别是坚持饮绿茶，可以补充由吸烟造成的维生素C缺乏，以保持人体内产生和清除自由基的动态平衡，增强人体的抵抗能力。

◎茶叶中的茶多酚能抑制自由基的释放，控制癌细胞的增殖。茶叶中茶多酚的主体儿茶素类物质是一种抗氧化剂，也是一种自由基强化抑制剂，可以降低由吸烟引起的肿瘤发生率。

神经衰弱人群

神经衰弱患者往往害怕饮茶，怕饮茶后，刺激神经，加重神经衰弱症状。这种观点是不正确的。事实上，从辨证施治的观点来看，要使夜晚能睡得香，可在白天设法使其达到精神振奋。因此，神经衰弱者可在白天上午、下午各饮一次茶，如上午饮花茶，下午饮绿茶，达到振奋精神的目的，到了夜晚不要再喝茶，稍看书报就能安稳入睡。如能坚持数日至一周，会有较好的效果。以下是给神经衰弱人群推荐的茶疗方。

合欢花茶

合欢花10～15克，红糖适量。

将合欢花洗净后放入茶杯，用沸水冲泡，加入适量红糖即可饮用。

玫瑰花茶

玫瑰花15～25克。

将玫瑰花瓣放进茶杯内。冲入沸水，盖好盖子，稍等片刻，即可饮用。

含羞草茶

含羞草25～100克。

将含羞草全草洗净后加水适量，小火浓煎。去渣饮用。

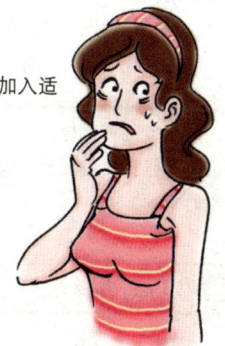

神经衰弱会让人寝食难安

频于应酬人群

频于应酬的人饮食不规律，尤其是在较晚的时候大量进食，最易损伤脾胃，很容易滋生肝火、胃火，而菊花有清肝降火的功效，可以适当地泡水饮用。《本草纲目》中记载，菊花茶性甘、味寒，常饮对身体非常有益。

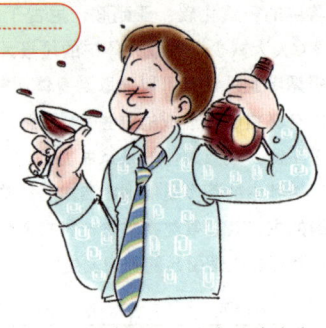

应酬多、嗜酒的人应多喝菊花茶

经常开车人群

开车的人，长时间坐在驾驶座上，且聚精会神地开车，很长时间下来，容易导致腰椎、上背部、后颈肌肉过度紧绷，下半身的血液循环不佳，并对消化系统、泌尿系统、眼睛都造成不良影响。迷迭香、桂花、薰衣草、枸杞子冲泡成的茶饮，能健肠胃、改善消化不良，杜仲、川七粉、山葡萄、龟鹿胶、枸杞子调配的筋骨茶，能强壮筋骨、促进血液循环、活血消肿、强化腰椎间盘，经常开车的人不妨常饮。

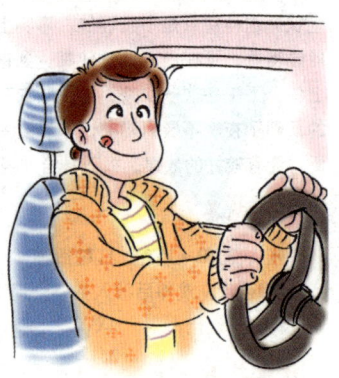

长时间开车的人应多饮茶

常用电脑人群

明目的菊花茶

菊花对缓解眼睛疲劳、视力模糊有很好的疗效，我国古代善于养生的人就知道菊花能保护眼睛。经常使用电脑的人会感到眼睛干涩疲劳，此时可泡一杯菊花茶来喝，能有效缓解眼睛不适。

□ **腰酸背痛时喝杜仲茶**

杜仲具有补血与强壮筋骨的作用，对于经常久坐、腰酸背痛的常使用电脑的人群来说有较好的缓解作用。

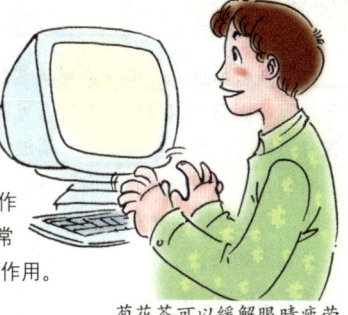

菊花茶可以缓解眼睛疲劳

常熬夜的人群

熬夜的人，最先想到的就是喝咖啡或喝浓茶来提神，虽然这二者能够维持短时间的效果，但会消耗体内与神经、肌肉协调有关的B族维生素。"夜猫子"可以试试将西洋参、川七、香蜂草、薰衣草、菠萝冲泡成"体力茶"来喝，它能补充熬夜所消耗的体力，并能促进血液循环、加快新陈代谢。

肥胖人群

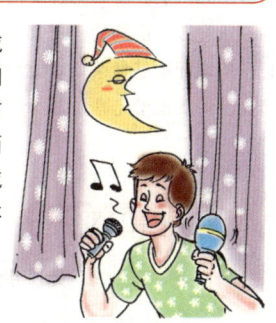

喝茶能补充熬夜所消耗的体力

改善肥胖的方法有许多，可以在饮食上遵守"低油、低盐、低糖"的三低原则，降低每天摄取的总热量，同时要多食用富含膳食纤维的食物。此外，也可以借助一些复方茶饮去油解腻。如以下的茶方都可调制成具有一定效果的纤体茶：荷叶、洛神花、何首乌、西洋参、绿茶、枸杞子等；胡麻仁、泽泻、何首乌、东洋参、绿茶、枸杞子；知母、茯苓、车前子、甜珠草、西洋参、红茶、枸杞子。这些茶饮都有降血脂、减少腹部脂肪蓄积、缓解代谢综合征、降血压等病症的功效。

胖美眉要多喝茶

老年人

在营养的摄取上,老年人除了要补充维生素C、维生素E,还要多补充钙质,以防骨质疏松。老年人可以多吃人参和银杏,因为人参能延年益寿、增进体力、抗衰老;而银杏则能预防阿尔茨海默病、促进脑部细胞活化,防治动脉粥样硬化、中风与糖尿病。

老年人如果多饮用川七、人参、天麻、金线莲、泽泻与枸杞子所制成的心血管代谢茶,可以预防高血脂、糖尿病、高血压、心脑血管疾病、周边动脉阻塞疾病、动脉粥样硬化、中风等。而饮用杜仲、龟鹿胶、山葡萄、川七、火炭母草、泽泻、枸杞子所调配的筋骨茶,则能预防肩周炎、退化性关节炎、骨质疏松症等。

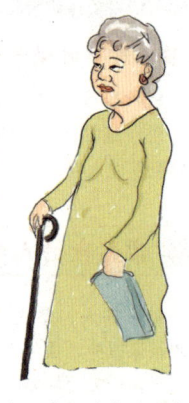

老年人常饮茶有益健康

国医小课堂

女性特殊时期不要喝茶

孕妇不宜喝茶:茶叶中含有的茶碱有兴奋作用,对胎儿的形成和发育有一定的影响。

经期不要喝茶:经期中本身失血过多,如果再喝茶的话,就会造成体内的铁大量流失,造成缺铁性贫血。

第九节　认识药酒

所谓的药酒，一般是把植物的根、茎、叶、花、果和动物的全体或内脏以及某些矿物质成分，按一定比例浸泡在低浓度食用酒精、白酒、黄酒或葡萄酒中，使药物的有效成分溶解于酒中，经过一定时间后去除渣滓而制成的，也有一些药酒是通过发酵等方法制得的。一般的药酒有通血脉、行药势、温肠胃、御风寒等作用，这是因为酒和药配伍可以增强药力，既能防治疾病，又可用于病后的辅助治疗。

从使用方法来看，多数药酒是内服的，但是也有外用的，还有一些药酒既可以内服，又可以外用。从药酒的作用来看，可以分为治疗类药酒和滋补养生类药酒，前者有特定的医疗作用，后者具有养生保健的作用，其中的一部分还可以作为日常饮料饮用。

在古代，用酒治病，特别是制成药酒来防治疾病的现象十分普遍，因而古人视"酒为百药之长"。例如，端午节饮艾叶酒、雄黄酒，重阳节饮菊花酒以避瘟疫。

具体来说，服用药酒有以下独到的优点。

◎药酒较其他剂型的药物容易保存。因为酒本身就具有一定的杀菌防腐作用，药酒只要配制适当，遮光密封保存，即可经久存放，不至于发生腐败变质现象。

◎饮用药酒可以缩小剂量，便于服用。有些药酒方虽然药味庞杂众多，但制成药酒后其有效成分溶于酒中，剂量较之汤剂明显缩小了，服用起来也很方便。

◎服用药酒吸收迅速。人体对酒的吸收较快，药物通过酒进入血液循环，周流全身，能较快地发挥治疗作用。

◎药酒的剂量容易掌握。因为药酒是均匀的溶液，单位体积中的有效成分固定不变，所以用量比较容易控制。

第十节 超简单的家庭自制药酒法

掌握正确的泡制方法

我们除了可以在成品酒市买药酒,也可以在家庭中自己泡制药酒,但要掌握正确的方式方法。

□ 药材的处理

制备药酒的中药材一般都要切成薄片,或者捣碎成粗颗粒状。凡坚硬的皮、根、茎等植物药材可切成3毫米厚的药片,草质茎根可切成3厘米长的碎段,种子类可以用棒击碎。按照处方购于中药店的中药材多已加工炮制,使用时只需洗净晾干即可。而自行采集的鲜药、生药往往还需要先行

国医小课堂

黄酒

黄酒又称元酒、老酒、绍兴酒,因酒色黄而得名。黄酒是以粮食谷物为原料,经特定的加工酿造过程,受到药曲、曲(麦曲、红曲)、浆水中多种真菌、酵母菌、细菌等共同作用而酿制成的一类低度原汁酒。其酒中的营养成分相当丰富,主要为糖分、醇类、有机酸、氨基酸、酯类、甘油、微量的高级醇及较多的维生素。所以说黄酒是一种富有营养价值的饮料。除了作为饮料,黄酒还是中药的重要辅助原料,中药常以此作为药引,或炮制药材用的辅料以增强药效。此外,黄酒还是烹调的上等佐料。它不仅可以解腥,还可增加汤菜风味。

加工炮制。来源于民间验方中的中药首先要弄清其品名、规格，要防止同名异物造成用药错误。

配方的选择

自制药酒首先需要选择适合家庭制作的药酒配方，并不是所有的药酒方都适宜家庭制作，例如，有些有毒副作用的中药需经炮制后才能使用，如果对药性、剂量不甚清楚，又不懂得药酒配制常识，则需要请教中医，切忌盲目配制饮用药酒。

酒的选择

现代药酒的制作多选用50~60度的白酒，因为酒精浓度太低不利于中药材中有效成分的溶出，而酒精浓度过高有时反而使药材中的少量水分被吸收，使得药材质地坚硬，有效成分难以溶出。对于不善饮酒的人来说，也可以采用低度白酒、黄酒、米酒或果酒等为基质酒，但浸泡时间要适当延长或浸泡次数适当增加。

自制药酒的方法

制作药酒通常是将中药材浸泡在酒中，经过一段时间后，中药材中的有效成分溶解在酒中，此时即可过滤去渣取汁液饮用。一般泡制药酒的方法有以下几种。

冷浸法

冷浸法最为简单，尤其适合家庭配制药酒。采用此法时可先将炮制后的药物碎片或粗粉置于密闭的容器中，加入适量的白酒，浸泡14天左右，并经常摇动，待有效成分溶解到酒中后，即可滤出药液，药渣可压榨，榨出液与浸出液合并，静置数日后过滤即成。

热浸法

热浸法是一种古老的制作药酒的方法。这种方法的优点是既能加速浸取速度，又能使药的成分容易并且更多地浸出。通常是将中药材与酒同煮一定时间，然后放冷储存。也可采用隔水炖的间接加热方法，家庭制作时可将中药材与酒先放在小锅或搪瓷罐等容器中,然后放在另一个更大的盛水锅中炖煮,时间不宜过长,以免药酒挥发。一般可于药面出现泡沫时离火,趁热密封,静置半个月后去渣即可。

煎煮法

先将中药材碾成粗末,全部放入砂锅中,加水高出药面约10厘米,浸泡约6小时,加热煮沸1~2小时,过滤后再复煎一次,合并两次滤液,静置8小时,取上清液加热浓缩成稠膏,待冷却后加入等量的酒混匀,置容器中,密封约7天,取上清液,即成。煎煮法用酒量较少,服用时酒味不重,但含挥发油的芳香性中药材不宜采用此法。

酿造法

先将中药材加水煎熬,过滤去渣后浓缩成药汁,有些药物也可直接压榨取汁,再将糯米煮成饭,然后将药汁、糯米饭和酒曲拌匀,置于干净的容器中,加盖密封,置保温处10天左右,尽量减少与空气的接触,并保持一定的温度,发酵后滤渣即成。

国医小课堂

中医以黄酒为药引的理由

黄酒具有补养气血、助运化、活血化瘀、祛风等效用,与寒性药配伍,可缓其寒,与滞性药配伍,可助其走窜,有通调气血、舒筋活络的作用。

黄酒中的酒精能够溶解药中的有效成分,更好地提高药效。酒精具有舒筋活血、促进血液循环的功能。特别是黄酒中酒精的含量比较适中,并含有多种维生素等营养物质,因而对人体十分有益。而白酒中酒精含量过高,往往会产生一些副作用,啤酒中含酒精又太少,达不到提高药效的作用。所以传统习惯都以黄酒作为药引。

第十一节　人人都会的冷浸泡酒法

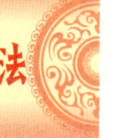

上一节讲述了药酒最常见的4种制作方法，其中冷浸法是操作最简单、用具最少也最不耗费精力的制作方法，非常适合现在的人们。为了方便人们能在自己家里使用这种泡酒方法，本节将冷浸法的泡制方法和注意事项做一些详细说明，以供参考。

选择合适的酒

冷浸法对酒的酒精浓度要求很高，最好选择酒精浓度超过35%的酒。因为这类酒能防止材料腐坏，提高泡酒的成功率。如果你喜欢使用红酒、米酒等酒精浓度较低的酒通过冷浸泡制作药酒，就要非常注意保存的环境，最好放置在冰箱内，但泡制的时间也要相对延长。如果你是初次尝试以冷浸法泡酒，最好选择味道清淡的白酒，如米酒头、高粱酒等本身没有太复杂香味的酒，比较能够品尝出药材或水果的真实

国医小课堂

白酒小常识

◎白酒的由来：白酒是以农作物作为原料，以酒曲为糖化发酵剂，经发酵蒸馏而制成的。
◎白酒的香型：清香型、浓香型、酱香型、米香型、复香型。
◎判定优质白酒的方法：白酒的质量是以其色泽、香气和滋味3个方面，通过专家的感官鉴定和理化鉴定而得出的。

滋味。等到你熟悉泡酒的诀窍后，不妨使用风味不同的酒来作口味的调剂。

泡酒最常用的材料

材料	特点及功效
甘草	含在嘴中会散发着淡淡的甜味，有补气的功效
甜菊叶	有着砂糖般的甜味，对于喜欢口感较甜的人，可以搭配花草酒一起泡制，入口香甜宜人
黄芪	与甘草一样有着甘甜的气味，可补中益气、增强抵抗力
枸杞子	红艳艳的色泽能增加养生酒的视觉效果，并有清肝明目的功效
红枣	有着果香的甘甜气味。但属性较为燥热，不适合搭配同属温热的药材
柠檬	外皮有着自然的芳香气味，能增添酒饮的香气，但浸泡时间不得超过30天，以免口感变苦
冰糖	体积较大，不易溶化，非常适合泡制时间较长的养生酒。可随着时间推移慢慢释放甜味，提高酒的甘醇口感
果糖	有淡淡的果香，容易与酒品结合，适合泡制时间较短的水果酒或花草酒
蜂蜜	清新爽口，适合各式养生酒的泡制

冷浸法泡酒的步骤

□ 清洗材料

每一种材料都要经过精心的挑选，挑出来后，一定要用水细心洗去表面可能残留的灰尘、虫卵等有害物。如有部分材料，特别是经过炮制的药材，用水很容易把表面的有效成分清洗掉，所以冲洗即可。

□ 风干或烘干

做好清洗工作后，把材料放在通风处自然风干。干品类的材料洗净后也可以利用烤箱来烘干，但切忌将材料烤焦，以免药效降低。

□ 材料装瓶，注入酒液

将材料以均匀且层层交替的方式，平铺于容器内，对于不同性质的药材，最好可以有顺序地装瓶，第一层可放置味道较好的甘甜材料，如黄芪或冰糖，能让酒的对流状况良好，增加酒的甘甜滋味，然后一层一层铺上不同材料，最后将酒注入容器内，直至酒液完全淹盖过材料。

□ 保存

将材料装瓶后加盖密封，除了密封罐，其他的容器都不容易做到隔绝空气达到密封效果，最好在瓶口盖上干净的塑胶袋，再加盖密封，才能让酒完全发酵，避免发霉变质。放置地点一定要选在阳光照射不到的阴凉处。夏天泡的水果酒较容易腐坏，最好能存放在冰箱中冷藏。每隔3～7天，摇晃瓶身1次，让药材能与酒充分混合，这样酿出来的酒，气味才会均匀而质醇。

□ 需注意的问题

◎密封罐要选择宽口瓶，不但容易清洗，更有利于酿制程序的进行，在选购时还要特别注意瓶口是否能与瓶盖完全密合。
◎将酿制好的酒装入小酒瓶中储存，更方便随时饮用，但一定要用瓶塞盖紧瓶口。
◎酿酒日与酒的开封日，一定要选择干燥的晴天，这样才不会因为空气的湿度过高而降低酿酒的成功率。
◎无论是药草还是水果，切块与研末都能帮助药效与养分快速释放，缩短泡酒的时间，但最好不要将材料切得太小或研成细末，如此会让酒质过于混浊，难以入口。

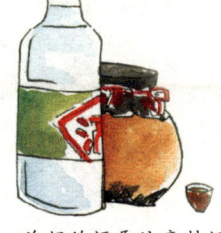

泡好的酒要注意封好瓶口

冷浸泡酒法必备的工具

◎密封罐：瓶口与瓶盖能否严格密合是关键。
◎瓶塞：可以依个人喜好选择瓶塞，但是瓶塞一定要与瓶口完全密合。
◎酒标：一个好的酒标，不仅要能清晰地传达该瓶酒的信息，还具有别样的风情。
◎制冰盒：制冰盒制作出的各种造型的冰块与酒搭配饮用。

常用的泡酒验方

补血之归圆仙酒：由当归50克、桂圆肉50克、白酒300毫升浸泡而成。归圆仙酒对于面色苍白无华、唇色淡白、爪甲苍白、头晕眼花、心悸气短、手足麻木、女性经血量少且色淡等血虚症候有较好的疗效。

国医小课堂

家庭泡酒禁忌

在家里泡酒非常实用，但有一些问题一定要注意。

家中自制药酒的方法都很简单，可以根据需要量配制，但并不是所有的中药都能泡酒，例如，含有水溶性有效成分的中药就不宜用酒来浸取。另外，作用剧烈或有毒性的中药，如川乌、草乌、附子、毒虫等，不能随便配制药酒。这些药物都有严格、规范的泡制要求，必须由专业中药师操作。

家庭浸泡药酒，不能用乙醇(酒精)浸泡，坚决不能用非药用乙醇，因为它含有对健康有害的物质，这样泡酒质量就得不到保障。

家中自行浸泡的药酒品种很多，常见的如人参酒、参茸酒、参芪酒、鹿茸酒、洋参酒、红花酒、杜仲酒、枸杞酒、山楂酒、桑葚酒、橘皮酒、木瓜酒、乌梢蛇酒等，都可以按一定的比例称量泡制，服用剂量可以请教专业医生。

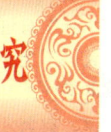

第十二节 药酒的内服、外敷都有讲究

服用药酒的最佳时间

药酒通常应在饭前服用,一般不宜佐膳饮用,以便药物被迅速吸收,较快地发挥治疗作用。另外,有些有治疗作用的药酒服用的时间有特殊规定,这要视医嘱而定,不可擅自做主。

每次服用的量是多少

服用药酒要根据自身对酒的耐受力而定,一般每次可饮10~30毫升,每日早晚饮用,或根据病情及所用药物的性质及浓度进行调整。药酒不可多饮滥服,否则会引起不良反应。此外,饮用药酒时,应避免与不同治疗作用的药酒交叉饮用。用于治疗的药酒在饮用过程中应病愈即止,不宜长久服用。

哪些人不宜饮用药酒

凡遇有感冒、发热、呕吐、腹泻等病症时不宜饮用滋补类药酒。对于肝炎、肝硬化、消化系统溃疡、浸润性肺结核、癫痫、心脏功能不全、慢性肾功能障碍、高血压等患者来说,饮用药酒也是不适宜的,会加重病情。

此外,对酒过敏的人和皮肤病患者也要禁用或慎用药酒。

服用药酒有年龄限制吗

服用药酒要注意年龄特点。年老体弱者因新陈代谢较为缓慢,服用药酒的量应适当减少。青壮年的新陈代谢相对旺盛,服用药酒的量可相对大

33

一些。对于儿童来说，其大脑皮质生理功能尚不完善，身体各器官均处于生长发育过程中，容易受到酒精的伤害，且年龄越小，酒精中毒的概率越大，不但能对儿童组织器官产生损害，导致急性胃炎或溃疡病，还能引起肝损伤，甚至是肝硬化。酒精对脑组织的损害更为明显，使儿童记忆力减退，智力发育迟缓。因此，儿童一般不宜服用药酒，如病情需要饮用，也应注意适量，或尽量采用外用法。

服用药酒的原则

◎注意服用药酒后的反应，如在服用药酒后出现易醉、易呕吐、眩晕、心跳加快、血压升高等症状，则应停服，或在医务人员指导下服用。
◎药酒里含有酒精，所以在饮用药酒时，可适当加入糖或蜂蜜，以保护肝脏免受伤害。
◎若饮用药酒时间较长，可能对体内的新陈代谢有些影响，如造成蛋白质的损失较多，因此，必须注意补充蛋白质，可多食一些蛋类、瘦肉、鸭血等食物。
◎饮用药酒后，不宜进行房事，不可顶风受寒，不宜食醋，不宜立即进行针灸。
◎服用药酒以秋冬寒冷季节为宜，夏天一般应停饮。如为治慢性病、强身壮体之用，可以不受此限。
◎有些药酒有少量沉积于瓶底的沉淀物，这是无效成分，不宜饮用。
◎饮用补益类药酒时，忌与萝卜、葱、蒜等同服。
◎不会饮酒者，服用药酒初期可适当减少用量或加冷开水冲淡饮用，待适应后再按规定用量饮用。

药酒外用的注意事项

外用药酒一般由活血化瘀、舒筋通络及有消炎止痛作用的中草药，再加具有芳香走窜渗透作用的药物，如冰片、樟脑、麝香等配制而成，主要用于运动系统损伤的治疗，如关节肌肉扭伤、劳损及风湿、神经炎等。

外用药酒时应注意以下事项：用药酒按摩时注意不要直接按擦骨骼突出部，以免损伤皮肤和骨膜组织而加重病情。药酒按摩疗法不适用于急性骨折、关节脱位、骨裂及表皮破损。对心、肝、肺、肾有严重疾患者也应禁用该法治疗。外用药酒严禁内服,以免引起中毒反应。有骨肿瘤、骨结核、软组织化脓性感染等症状者,也应慎用,以免病变扩散。如果软组织损伤在2天内伴有局部出血、肿胀严重,一旦在患处用力揉按,会使红肿灼痛症状加重,故一般不宜使用药酒按摩。

国医小课堂

药酒能多服用吗

随着人们生活水平的不断提高,药酒作为一种有效的防病祛病、养生健身饮品已走进千家万户。

补气药或补阳药组成的药酒,炎夏应少饮为宜,并且,凡属生冷、油腻、腥臭等不易消化及有特殊刺激性的食物都应避免食用。饮用药酒时,应根据中医的辨证施治理论进行辨证服用,限量饮服。

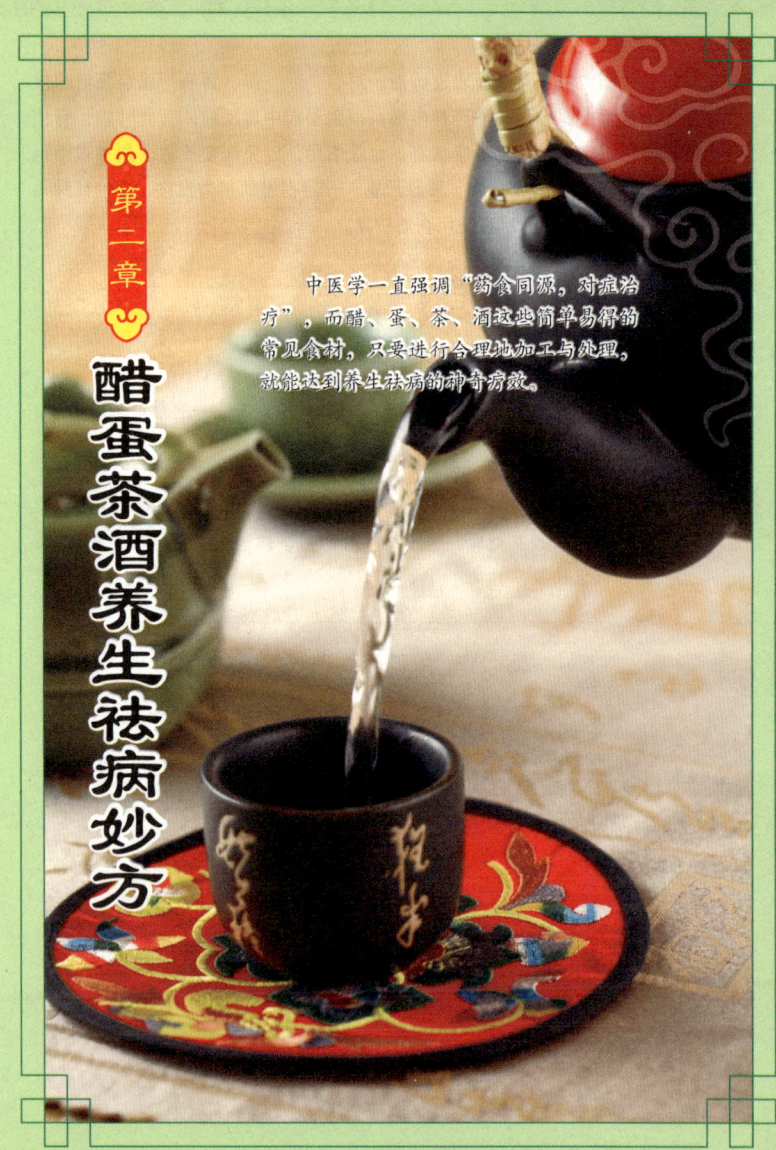

第二章
醋蛋茶酒养生祛病妙方

中医学一直强调"药食同源，对症治疗"，而醋、蛋、茶、酒这些简单易得的常见食材，只要进行合理地加工与处理，就能达到养生祛病的神奇疗效。

第一节 呼吸系统疾病

肺炎 肺炎是由不同病原体或其他因素所致的肺部炎症。主要的临床症状为发热、咳嗽、咳痰、呼吸困难和肺部有固定的杂音，通过肺部X线可见炎性浸润阴影。

蛋疗方——西葫芦咸蛋汤

【功效】清暑利湿，清肺化痰。
【材料】西葫芦500克，紫菜15克，绿豆粉丝60克，咸鸭蛋3个。
【做法】将西葫芦去瓤和籽，洗净切片，放入锅中，加清水适量，大火煮沸15分钟，放入咸鸭蛋、粉丝，稍煮片刻，随即放入紫菜煮沸，调味即成。
【用法】随意食用。

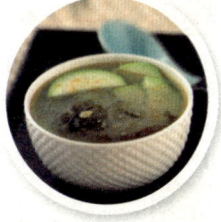
咸蛋汤

茶疗方——柿叶茶

【功效】清热润肺。
【材料】柿叶10克，绿茶2克。
【做法】将两者用沸水冲泡，浸泡5分钟即可。
【用法】饭后代茶饮，每日1剂，分3次服完。

茶疗方——金银花当归茶

【功效】清热解毒。
【材料】金银花30克，当归15克，玄参、蒲公英各6克。
【做法】以上4味加水同煎。
【用法】随意饮服。

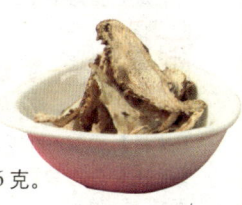
当归

咳嗽

咳嗽是由异物、刺激性气体、呼吸道内分泌物等具有刺激性的物质刺激呼吸道黏膜里的感受器后，咳嗽的冲动通过传入神经纤维传到延髓咳嗽中枢引起的。

醋疗方——白萝卜糖醋方

【功效】开胃消食，止咳化痰，杀虫止痢。
【材料】白萝卜250克，白糖、米醋分别适量。
【做法】先将白萝卜洗净，削去表皮，用凉开水冲洗后切成薄片，加入米醋和白糖拌匀即可。
【用法】佐餐食用，每日2次。

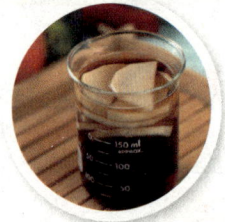

白萝卜糖醋汁

蛋疗方——姜炒鸡蛋

【功效】温化寒痰，调和营卫。适用于风寒咳嗽。
【材料】生姜10克，鸡蛋1个，盐少许。
【做法】将鸡蛋打破放入碗中，生姜切碎，搅匀，加盐炒熟即可。
【用法】日服2次。服后忌食生冷。

蛋疗方——豆浆蒸鸡蛋

【功效】润肺，养阴生津。
【材料】豆浆1碗，白糖10克，鸡蛋1个。
【做法】将豆浆放入锅中煮滚，鸡蛋去壳搅匀，调入锅内，加白糖调味即可。
【用法】作为早点食用，日服1剂。

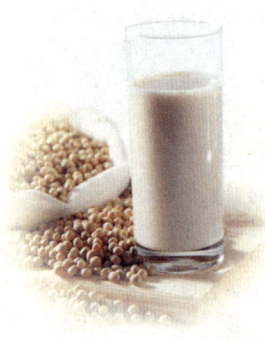

豆浆

酒疗方——雪梨酒

【功效】生津润燥，清热化痰。
【材料】雪梨500克，白酒1000克。
【做法】先将雪梨切小块，加入白酒，每隔2天搅拌一次，浸泡7天后即成。
【用法】不限时，随量饮用。

哮喘

哮喘是一种慢性支气管疾病,主要因气管发炎、肿胀,致使呼吸道变得狭窄而导致呼吸困难,多在夜间或凌晨发生。此类症状部分可自然缓解或经治疗后缓解。哮喘严重危害人们的身心健康,目前被世界医学界公认为是四大顽症之一,因此防治哮喘刻不容缓。

醋疗方——米醋煮鸡蛋

【功效】 益肺养阴。适用于季节性哮喘。
【材料】 鸡蛋若干个,米醋适量。
【做法】 用米醋煮鸡蛋,蛋熟后去壳再煮5分钟。
【用法】 只吃鸡蛋,每次1个,日服2次。

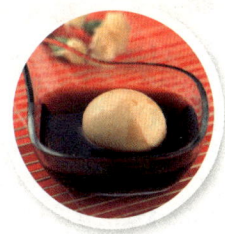

醋蛋

蛋疗方——萝卜鸡蛋汤

【功效】 益气定喘。适用于过敏性哮喘。
【材料】 萝卜数个,鸡蛋数个。
【做法】 萝卜洗净,切开后挖洞,每个洞中嵌入一个生鸡蛋。将萝卜捆扎植入花盆,81天后将萝卜切片煮汤,鸡蛋打入汤中,不加盐食用。
【用法】 吃蛋饮汤。

茶疗方——杏仁梨茶

【功效】 镇咳平喘,清热化痰,生津润燥。
【材料】 苦杏仁10克,鸭梨1个,冰糖少许。
【做法】 杏仁打碎,梨去核,切块,加水适量,同煮待熟加入冰糖。
【用法】 代茶饮服,不限时。

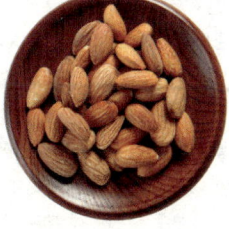

苦杏仁

酒疗方——核桃酒

【功效】 补肾养血,止喘纳气。
【材料】 核桃仁50克,白酒500克。
【做法】 先将核桃仁捣碎,放入酒坛中隔天搅拌1次,浸泡15天后过滤。
【用法】 日服3次,每次服15克。

感冒

感冒俗称"伤风"，是由多种病毒引起的一种呼吸道常见病，其中30%～50%是由某种血清型的鼻病毒引起的。普通感冒虽多发于初冬，但其他季节，如春天、夏天也可发生，不同季节的感冒，其致病病毒并非完全一样。

醋疗方——醋熏方

【功效】杀菌，杀病毒。适用于预防流行性感冒或其他呼吸道传染病，如流脑、流行性腮腺炎等。

【材料】食醋适量。

【做法】在流行性感冒发病季节，关好门窗，每立方米的空间用醋5克，加水10克，小火加热熏蒸，使空气中有较浓的酸味。

【用法】此方常用于呼吸道传染病高发的冬春季节，每晚熏蒸1次，每次30分钟，连续熏蒸3～5个晚上。

蛋疗方——苏叶鸡蛋方

【功效】疏风解表。适用于风寒在表，肺胃不和之感冒。

【材料】苏叶30克，鸡蛋2个。

【做法】挑选干净完整的苏叶，将苏叶加水煎煮5分钟，再将鸡蛋打破搅匀倒入药汁中，上火再煮3～5沸，即成。

【用法】顿服，日服2次，服药后盖被子取汗。

酒疗方——葱姜盐酒

【功效】发散风寒。适用于感冒以及由感冒引起的咳嗽、流鼻涕、发热等。

【材料】葱白、生姜各30克，盐6克，白酒1盅。

【做法】将葱白、生姜、盐共捣成糊状，再加入白酒调匀，然后用纱布包之即可。

【用法】外用，涂擦前胸、后背、手心、脚心、腋窝及肘窝等处，然后安心静卧。

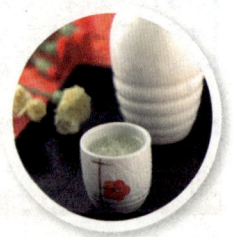

葱姜盐酒

肺结核

肺结核病也叫肺痨,是由结核杆菌引起的肺部慢性传染病。临床表现多种多样,主要由机体的反应性及病灶的性质和范围决定。常见全身不适、倦怠、乏力、烦躁、心悸、体重减轻、发热、盗汗、咳嗽、咳痰等症。另外,约50%的肺结核患者有咯血、胸痛的症状。一年四季都可能发病,15～35岁的人是结核病的高发人群。因此,青年人更应该注意预防。

醋疗方——大蒜陈醋方

【功效】醒脾气,行滞消积,解毒消炎。适用于肺结核、肺脓疡、轻度支气管炎等症。

【材料】大蒜、陈醋各适量。

【做法】先将大蒜去皮浸于陈醋中7天。

【用法】每日服用大蒜3瓣,并饮糖醋汁10克,日服2次,可连续服用。

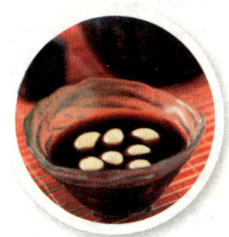

醋蒜

蛋疗方——鸡蛋壳蛋黄方

【功效】促进病灶钙化。适用于浸润型肺结核。

【材料】鸡蛋壳5～6个,鸡蛋黄5～6个。

【做法】先取5～6个鸡蛋,洗干净。将蛋黄和蛋清取出,另置备用,然后再将鸡蛋壳洗净,放入锅内炒黄取出,研成细粉末,加入蛋黄搅匀放陶器内,于炭火上拌炒至焦黑色,即有褐色油渗出,将油盛于有盖的碗内,即成。

【用法】饭前1小时服用3～5滴,日服3次。

茶疗方——百合蜜茶

【功效】润肺止咳,宁心安神。适用于肺结核患者。

【材料】百合30克,蜂蜜20克。

【做法】以上2味共放碗内蒸熟。

【用法】代茶饮服,每日2次。

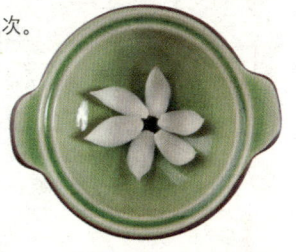

百合

支气管炎

支气管炎是病毒或细菌感染、物理或化学刺激、过敏反应等对支气管黏膜损害所造成的炎症，常发生于寒冷季节或气温突然变化时。急性支气管炎一般起病较急，病程短，多在1～3周好转，个别迁延不愈，最终发展为慢性支气管炎。

醋疗方——香油醋蛋方

【功效】益肺养阴，止咳。适用于慢性支气管炎咳嗽、季节性哮喘。

【材料】香油50克，鸡蛋2个，醋适量。

【做法】先将鸡蛋打破，放入油锅中炸熟，加醋再煮。

【用法】早晚分别服用1个，服用时要禁烟酒。

茶疗方——茶叶鸡蛋方

【功效】生津止渴，发汗解肌，止喘，止泻痢。适用于支气管炎、肺热咳嗽、支气管哮喘等。

【材料】绿茶15克，鸡蛋2个。

【做法】将鸡蛋洗净，与绿茶同煮至蛋熟，去壳，再煮至水干。

【用法】吃蛋，不限时。

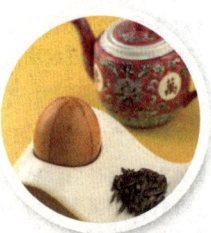

茶叶蛋

国医小课堂

感冒易引发支气管炎

感冒如果未能及时治疗，则可发展为急性支气管炎。如果感冒发热久治不愈，又出现了咳嗽的症状，一定要特别注意，因为这个时候很可能是患上了支气管炎。表现出来就是干咳、咳痰，甚至呼吸急促、食欲不振、呕吐、腹泻等症状。

第二节　消化系统疾病

痢疾　痢疾是指以腹部疼痛、里急后重、下赤白脓血便为主症的肠道传染性疾病。在儿童中比较常见。多发于夏秋季节，冬春两季也可能会感染。现代医学认为本病是由痢疾杆菌所引起的急性肠道传染病，简称菌痢。主要通过患者或带菌者的粪便污染水、食物和手传播。

醋疗方——薤白鸡蛋蜜醋方

【功效】补脾养阴。适用于赤白下痢、里急后重者。
【材料】薤白10克，白面60克，鸡蛋3个，蜜醋适量。
【做法】先将鸡蛋打碎，薤白切碎，与白面等和匀做饼，用蜜醋代油煎熟。
【用法】空腹当主食吃，日服2次。

蛋疗方——大蒜鸡蛋方

【功效】除寒湿，避阴邪。适用于痢疾泄泻、肺痨者。
【材料】独头蒜2头，鸡蛋1个。
【做法】将锅上火，蒜放锅内，再将鸡蛋打碎浇在蒜上，盖严，待蒜熟即成。
【用法】空腹食用，以愈为度。

大蒜

酒疗方——生姜酒

【功效】温经通脉。适用于霍乱不止而转筋腹痛等症。
【材料】生姜120克，黄酒200克。
【做法】将生姜捣碎，再加入黄酒，煮沸1分钟，待温即成。
【用法】温服，1次服完。

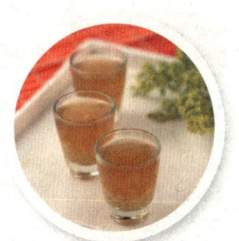

姜酒

43

消化不良

消化不良是一种由胃动力障碍引起的疾病,也包括胃蠕动不好的胃轻瘫和食管反流病。症状表现为断断续续地有上腹部不适或疼痛、饱胀、烧心(反酸)、嗳气等。常因胸闷、早饱感、腹胀等不适而不愿进食或尽量少进食,夜里也不易安睡,睡后常有噩梦。

醋疗方——豆腐米醋方

【功效】健胃解毒,收敛,止泻。

【材料】豆腐200克,花生油适量,盐少许,米醋50克。

【做法】先用花生油将豆腐煎香,加盐少许调味,再倒入米醋稍煮片刻,即成。

豆腐米醋

【用法】温热时空腹食用,日服2次,连服5～7天为一疗程。

茶疗方——木瓜陈皮茶

【功效】开胃,消食,理气。

【材料】木瓜12克,陈皮6克。

【做法】将以上2味用沸水冲泡即成。

【用法】代茶饮。

呕吐

呕吐是一种复杂的反射性动作,是人体的一种本能,可将食入胃内的有害物质排出,从而起到有利的保护作用。而频繁剧烈的呕吐可引起电解质紊乱及营养障碍,需及时进行调理。

醋疗方——葱姜醋粥

【功效】补中益气,和胃止吐,发表散寒。

【材料】连须葱白5～7根,生姜3～5克,糯米50～100克,醋10～15克。

【做法】先将糯米淘洗干净,然后与生姜同入砂锅内煮一二沸,加入葱白,待粥将成时加醋稍煮,即成。

姜

【用法】每日1次,趁热食用。

泄泻

泄泻亦称"腹泻"，是指排便次数增多，粪便稀薄，或泻出水样便。古人将大便溏薄称为"泄"，大便如水称为"泻"。泄泻由湿邪偏胜和脾胃功能失调所致。泄泻多见于西医学的急慢性肠炎、胃肠功能紊乱、过敏性肠炎、溃疡性结肠炎、肠结核等。西医学认为腹泻可由多种原因引起。本病一年四季均可发生，但以夏秋两季多见。临床上将泄泻分为急性泄泻和慢性泄泻两类。

醋疗方——生姜醋蛋方

【功效】健脾温中。适用于寒泻。

【材料】生姜15克，鸡蛋3个，米醋15克，盐、葱各适量。

【做法】先将鸡蛋打碎，生姜切碎，加适量的盐、葱调味，混合搅匀，用油煎炒成鸡蛋饼，将熟时用米醋炙之即成。

【用法】当点心吃。

茶疗方——生姜红枣茶

【功效】温中散寒，益气补中。适用于泄泻。

【材料】生姜30克，红枣10克。

【做法】将生姜、红枣这两味药材放在锅中炒至微焦后，加入适量的清水，煎汤。

【用法】代茶饮。

姜枣茶

酒疗方——党参酒

【功效】补中益气，健脾止泻。适用于脾虚泄泻、四肢无力、食欲不佳、脾虚气喘等。

【材料】党参1根，白酒500克。

【做法】将党参清洗干净后置于阴凉处阴干，然后用刀拍裂，置容器中，加入白酒，用胶皮塞封住容器口，置于阴凉干燥处，浸泡7天后去渣，即成。

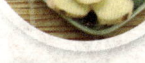
党参

【用法】口服，不限时，随量。

黄疸

黄疸又称黄胆，俗称黄病，是一种因人体血液中的胆红素浓度增高引起的皮肤、黏膜和眼球虹膜等部分发黄的症状。某些肝脏病、胆囊病和血液病经常会引发黄疸的症状。有时若吃了过多含黄色素的食物，如芒果、木瓜、胡萝卜等，也会使皮肤变黄，但这并不是真正的黄疸。

醋疗方——消黄茶醋方

【功效】清热解毒，消黄。适用于黄疸，症见面、目、身、尿鲜黄，并见食欲不振、恶心呕吐、神疲等。

【材料】绿茶2.5克，醋20克。

【做法】先将绿茶和醋放在茶杯中，加入开水300克，浸泡10分钟，即成。

【用法】每日1剂，分3次服完。连服数剂直至痊愈。

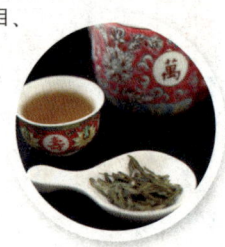

黄茶醋

蛋疗方——黄瓜藤鸡蛋汤

【功效】益胆，退黄。适用于急性黄疸型肝炎。

【材料】黄瓜藤1条，鸡蛋1个。

【做法】将黄瓜藤加水200克煎煮至100克，去渣取汁，再将鸡蛋去壳与药汁搅匀，煮熟。

【用法】吃蛋饮汤。

国医小课堂

新生儿的黄疸症

新生儿发生黄疸可能是生理性的，也可能是病理性的。如果是生理性黄疸，不需要特殊处理就可以自行消退。病理性黄疸是由疾病引起的，由胆红素代谢异常引起。它发生在新生儿的特定时期，使生理性黄疸明显加重，并容易与生理性黄疸混淆。

肝炎

肝炎就是肝脏发生炎症及肝细胞持续坏死。肝炎使患者出现黄疸，同时会有肝区疼痛等不适。

蛋疗方——鸡骨草鸡蛋方

【功效】清热利湿，解毒退黄。
【材料】鸡骨草30克，山栀根30克，瘦猪肉50克，鸡蛋2个。
【做法】将以上4味加水共煮，蛋熟去壳再煮1小时，即成。
【用法】饮汤，吃肉和蛋。

茶疗方——茵陈茶

【功效】祛热，利胆，退黄。
【材料】茵陈30克。
【做法】将茵陈加水煎汤，去渣取汁。
【用法】代茶频饮。

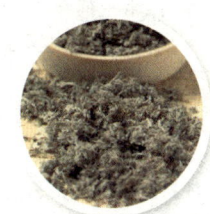
茵陈

肠炎

肠炎是肠黏膜的急性或慢性炎症。所谓的肠炎，事实上是胃炎、小肠炎和结肠炎的统称。

醋疗方——酸醋鸭蛋方

【功效】健脾，消炎，止泻。适用于慢性肝炎。
【材料】醋250克，鸭蛋1～2个。
【做法】将以上2味共煮熟。
【用法】吃蛋喝醋。

醋疗方——米醋泡花生

【功效】消肿止泻。对治疗大肠炎疗效较佳。
【材料】花生500克，米醋1000克。
【做法】将花生洗净与米醋一同放入瓶中，浸泡10天。
【用法】每日食用2次，每次吃花生30克左右。

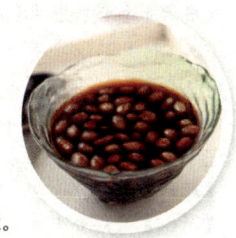
米醋花生

第三节 循环系统疾病

高血压 高血压是一种由基因遗传与环境因素交互作用而产生的独立的疾病，但它能导致并发高血脂、冠状动脉、脑动脉硬化、脑出血、眼底出血、中风和尿毒症及肾衰竭等。

醋疗方——菠菜姜醋方

【功效】养血通便。
【材料】菠菜250克，鲜姜25克，盐2克，酱油5克，香油5克，花椒油2克，味精、醋各适量。
【做法】菠菜洗净切成段，鲜姜去皮切成丝。菠菜放入沸水中略汆烫，捞出沥干，再将所有调料一起拌匀即成。
【用法】随意食用。

菠菜

蛋疗方——荸荠鹌鹑蛋方

【功效】清热生津，补气血。适用于高血压。
【材料】荸荠10个，鹌鹑蛋2个，香油、盐各适量。
【做法】将荸荠洗净切成片，与鹌鹑蛋一同炒熟，加香油、盐调味食用。
【用法】佐餐食用，常服有效。

茶疗方——芹菜茶

【功效】清热、利水、降压。适用于早期高血压、血管硬化、神经衰弱等。
【材料】芹菜500克，白糖适量。
【做法】将芹菜洗净，加水煎取汁液，加入白糖。
【用法】代茶频饮，每日1剂。

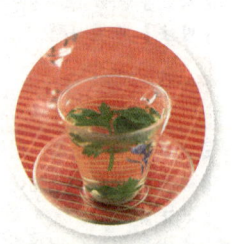

芹菜茶

心脏病

心脏病是心脏疾病的总称,多是由于心脏动脉内壁上的胆固醇块上形成了血块,而令其供给心脏的血液严重减少,引致心绞痛、心肌组织产生电脉性不稳。冠心病是冠状动脉粥样硬化性心脏病的简称,指供给心脏营养物质的血管——冠状动脉发生严重粥样硬化或痉挛,使冠状动脉狭窄或阻塞,以及血栓形成造成管腔闭塞,导致心肌缺血、缺氧或梗死的一种心脏病,亦称缺血性心脏病。

醋疗方——红糖醋蛋方

【功效】散瘀解毒,补中养肝,活血散寒。适用于气滞血瘀型心绞痛,症见心胸满闷、疼痛阵作、时欲太息、日久不愈,或可由暴怒而致心胸痛甚,以及高血压而兼见眩晕者。

【材料】红糖适量,鸡蛋3个,食醋60克。

【做法】先将鸡蛋打入碗中,加食醋、红糖调匀饮服。

【用法】日服1～2次,连服数日。

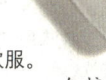
红糖

茶疗方——山楂益母茶

【功效】清热祛痰,活血降脂,通脉。适用于冠心病、高血脂等。

【材料】山楂1克,益母草1克,茶叶5克。

【做法】将以上3味用沸水冲泡。

【用法】每日代茶饮。

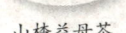
山楂益母茶

酒疗方——活血养心酒

【功效】调经顺脉。适用于女性月经不调、血栓性脉管炎、心绞痛等。

【材料】人参60克,白酒1000克。

【做法】将人参洗净切片,晾干,装入布袋,置容器中,加入白酒,密封,浸泡15天即成。

【用法】日服2次,每次服15～20克。

中风

中风是一类疾病的统称。这类疾病发病急,以突然间昏倒在地、不省人事,或突然间发生口眼歪斜、语言不利、半身不遂等为特征。

醋疗方——姜醋方

【功效】祛风活络。适用于中风肢体麻木患者服用。
【材料】生姜60克,醋100克。
【做法】先将生姜与醋共煎,备用。
【用法】外用,洗患肢,每日1次。

茶疗方——红菊槐花茶

【功效】活血祛瘀,降脂。适用于中风后遗症合并血脂增高者。
【材料】红花、菊花各20克,槐花15克。
【做法】将以上3味用沸水冲泡,加盖闷5分钟。
【用法】代茶饮,每日1剂。

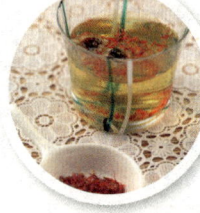

红菊槐花茶

酒疗方——白花蛇酒

【功效】祛风湿,起瘫痪,定抽痉,疗惊痫。适用于风湿疥癣、骨节疼痛、半身不遂、口眼歪斜、肌肉麻痹、破伤风、小儿惊风等。
【材料】白花蛇1条,白酒500克。
【做法】取蛇肉置容器中,加入白酒,密封,浸泡10天即成。
【用法】日服2次,每次服20克。

国医小课堂

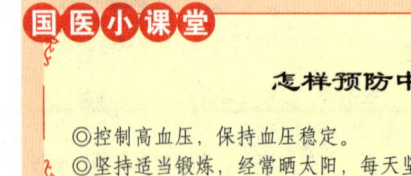

怎样预防中风

◎控制高血压,保持血压稳定。
◎坚持适当锻炼,经常晒太阳,每天坚持晒10分钟。

贫血

贫血指在一定容积的循环血液内红细胞数量、血红蛋白量及红细胞比容均低于正常标准。

醋疗方 ——猪血米醋方

【功效】养血，止痢。适用于贫血、细菌性痢疾等。
【材料】新鲜猪血 200 克，米醋 15 克。
【做法】先将猪血加清水适量，煮熟，稍凉后再加入米醋，即成。
【用法】空腹服用，每日 1 次。

蛋疗方 ——红枣鸡蛋方

【功效】补中益气，养血安胎。适用于流产、贫血等症。
【材料】红枣 10 颗，鸡蛋 1 个。
【做法】将红枣洗净，放入水中煮至将熟时，再将鸡蛋打入汤内，煮至蛋熟，即成。
【用法】饮汤吃蛋，日服 1 次。

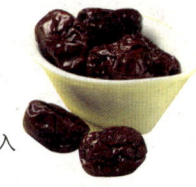

红枣

茶疗方 ——红枣糖茶

【功效】补血养精，健脾和胃。适用于贫血，并可防止维生素缺乏。
【材料】红枣 10 颗，茶叶 5 克，白糖 10 克。
【做法】茶叶泡水留汁；再将红枣、白糖和水共煮至枣烂，倒入茶汁混匀。
【用法】代茶饮服。

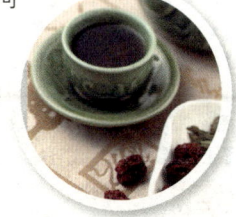

红枣糖茶

酒疗方 ——桂圆补血酒

【功效】补髓填精，养心宁神。适用于贫血、须发早白、神经衰弱等症。
【材料】桂圆、何首乌、鸡血藤各 125 克，白酒 1500 克。
【做法】先将鸡血藤和何首乌切成小块，再与桂圆、白酒一同置容器中密封浸泡 10 天，过滤即成。
【用法】日服 2 次，每次服 20 克。

第四节 生殖泌尿系统疾病

遗精 遗精是指男性在没有性交的情况下精液自行泄出的现象，可分为生理性遗精和病理性遗精。

蛋疗方——三味鸡蛋方

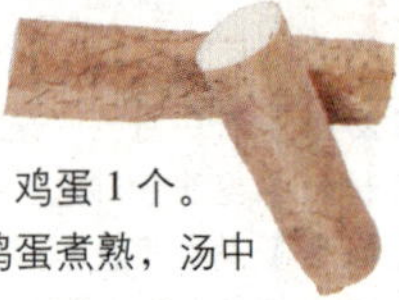

【功效】补脾，益肾，固精安神。适用于肾虚遗精。
【材料】去芯莲子、芡实、山药各9克，白糖适量，鸡蛋1个。
【做法】将莲子、芡实、山药熬煎成药汤，再加入鸡蛋煮熟，汤中加入白糖调味后即可服用。
【用法】吃蛋喝汤，日服1次。

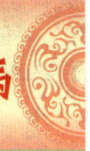

山药

蛋疗方——白果鸡蛋方

【功效】敛肺气，益精血。
【材料】生白果仁2枚，鸡蛋1个。
【做法】将生白果仁研碎，将鸡蛋打一小孔，将碎白果塞入，用纸糊封，然后放入碟中，上笼蒸熟或隔水蒸熟。
【用法】每日早晚各吃鸡蛋1个，可连续服用至病愈。

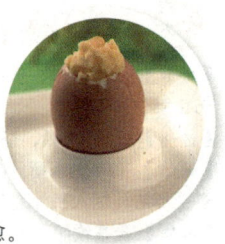

白果蛋

酒疗方——首乌煮酒

【功效】补肝肾，养精血，清热生津，乌发。
【材料】何首乌24克，芝麻仁、当归各12克，生地黄16克，白酒500克。
【做法】将以上前4味加工研碎，包好置容器中，加入白酒，小火煮数沸，待冷后密封浸泡7天后去渣即成。
【用法】日服2次，每次服20克。凡大便稀溏者忌服。

尿路结石

尿路结石是泌尿系统的常见病之一。结石可发生于尿路的各个部位,但多数原发于肾和膀胱。

蛋疗方——芥菜鸡蛋方

【功效】抗结核,养阴。适用于泌尿系统结石。
【材料】鲜芥菜 250 克,鸡蛋 1 个。
【做法】将芥菜洗净切碎,鸡蛋打碎,加水共煮汤。
【用法】午饭前顿服,日服 1 次,以愈为度。

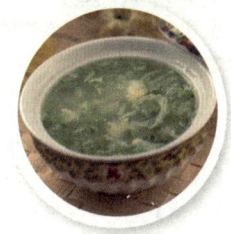

芥菜蛋

茶疗方——荸荠内金茶

【功效】清热利湿,消坚涤石。
【材料】荸荠 120 克,鸡内金 15 克。
【做法】将以上 2 味加水煎汤,去渣取汁。
【用法】代茶饮。

小便不利

小便不利是一种症状名称,是指小便量减少、排尿困难或小便完全闭塞不通。

酒疗方——桃皮酒

【功效】利水。适用于水肿、小便不利等。
【材料】桃皮 500 克,秫米适量。
【用法】将桃皮煎汁,与秫米一同酿酒即成。
【用法】温服,日服 3 次,每次服 30 克。

酒疗方——麻黄酒

【功效】发汗,利水。适用于小便不利、水肿。
【材料】麻黄 20 克,黄酒 300 克。
【做法】将麻黄切碎,加入黄酒煮成 150 克,去渣即成。
【用法】徐徐温服,出汗为度。

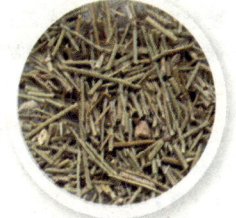

麻黄

尿路感染

尿路感染可分为上尿路感染和下尿路感染，上尿路感染主要是肾盂肾炎，下尿路感染主要是膀胱炎。男性极少发生尿路感染，女性易感染，这与女性特殊的生理结构有关，女性尿道比较短，由于种种原因，细菌容易侵入膀胱。

茶疗方——白果苦参茶

【功效】清热燥湿，祛风杀虫。适用于尿路感染。
【材料】白果10克，苦参20克。
【做法】将以上2味加水煎服。
【用法】代茶饮。

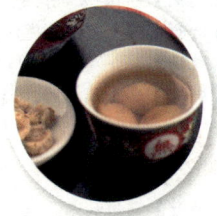
白果苦参茶

茶疗方——白茅草根茶

【功效】凉血解毒，清热利尿。适用于尿路感染、肾炎水肿，以及黄疸患者小便不利等。
【材料】鲜白茅根90克。
【做法】将白茅根加水煎服。
【用法】代茶饮。

遗尿

遗尿可发生在各年龄阶段，但是在成年人中的遗尿一般都是器质性因素。遗尿绝大多数不属于心理疾病，治疗手段也根据病况具体分析处理，有些可能终生不愈。3岁以内儿童、大脑发育不全、脑炎后遗症、尿路畸形等所发生的遗尿，不属本症范围。若儿童因白天游戏过度、精神疲劳、睡前多饮等原因而偶然发生遗尿者，则不属病态。

酒疗方——鸡肝肉桂酒

【功效】补肝肾，温阳。适用于遗尿、遗精等。
【材料】雄鸡肝60克，肉桂30克，白酒750克。
【做法】将雄鸡肝和肉桂加工研碎，置容器中，加入白酒，密封，经常摇动，浸泡7天后去渣，即成。
【用法】每晚睡前服用1次，每次服用15～25克。

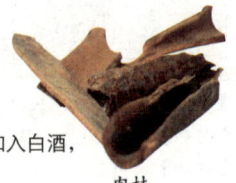
肉桂

肾炎

肾炎是两侧肾脏非化脓性的炎性病变，多因肾小体受到损害而出现水肿、高血压、蛋白尿等现象，是肾脏疾病中最常见的一种。

醋疗方 ——鲤鱼茶醋方

【功效】清热解毒，利水消肿。适用于慢性肾炎。
【材料】鲜活鲤鱼1条，茶叶5克，醋适量。
【做法】先将鲤鱼剖杀洗净，加茶叶、醋和水煎煮至鱼熟。
【用法】顿服。

茶疗方 ——黄芪红茶

【功效】补气升阳。适用于急慢性肾小球肾炎。
【材料】黄芪20克，红茶1克。
【做法】黄芪煎煮5分钟，去渣取汁，加入红茶即得。
【用法】每日1剂，分3次温饮。

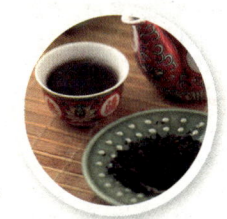

黄芪红茶

早泄

早泄是指进入阴道后，在女性尚未达到性高潮，而男性的性交时间短于5分钟，提早射精而出现的性交不和谐障碍

茶疗方 ——菟丝子茶

【功效】补肾固精。
【材料】菟丝子50克，红糖60克。
【做法】将菟丝子捣碎，与红糖一同加水煎汤。
【用法】代茶频饮，30天为一疗程。

酒疗方 ——鹿茸山药酒

【功效】补肾壮阳。适用于早泄等症。
【材料】鹿茸5克，山药15克，白酒600克。
【做法】将以上2味置于容器中，加入白酒，密封，浸泡7天即成。
【用法】日服3次，每次服15～20克。

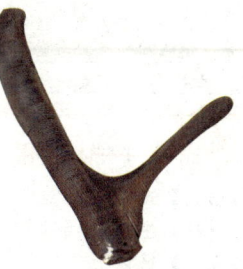

鹿茸

阳痿

阳痿是指男性在性生活时，阴茎不能勃起或勃起不坚或坚而不久，不能完成正常性生活，或阴茎根本无法插入阴道进行性交。

茶疗方——虾米糖茶

【功效】壮肾阳，祛疲劳。适用于肾虚阳痿。

【材料】虾米10克，白糖、盐各适量。

【做法】将新鲜虾米洗净后拌上少许盐，待水烧开，入锅内煮熟，捞出晒干，去掉虾壳，备用。每服10克，开水冲泡，加白糖，闷5分钟。

【用法】代茶饮服，每日2剂。

酒疗方——板栗酒

【功效】补肾助阳，益脾胃。适用于阳痿、滑精等。

【材料】板栗120克，白酒500克。

【做法】将板栗洗净拍碎，置于容器中，加入白酒，密封，浸泡7天后去渣，即成。

【用法】空腹饮服，日服2次，每次服10～25克。

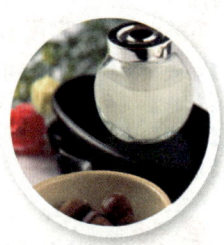

板栗酒

前列腺炎

前列腺炎是男性常见的疾病之一，发病年龄为15～55岁。常见症状为尿急、尿频、尿痛、滴白、腰痛，甚至引起性功能障碍等。慢性前列腺炎常易复发。本病的预防非常重要，需要医生与患者的密切配合，尤其重要的是患者要注意自身调护。

茶疗方——甘草银花茶

【功效】清热解毒。适用于前列腺炎等。

【材料】生甘草、金银花各60克。

【做法】将以上2味加水煎汤，去渣取汁。

【用法】代茶饮，每日1剂。忌烟酒和辛辣食物。

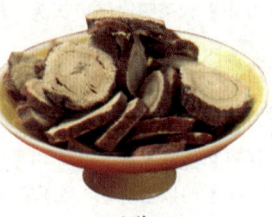

甘草

第五节　神经、运动系统疾病

眩晕

眩晕是患者的一种自觉症状,以眼目昏花、眼前发黑为眩,自觉身体及周围景物旋转不走,或伴有恶心、呕吐者为晕,二者常同时并见,故统称为眩晕。多由气血虚、肝风、痰湿或精神刺激所致。

醋疗方——芝麻蜂蜜醋蛋方

【功效】补肝肾,养血脉。适用于肝肾不足之头晕。
【材料】芝麻、米醋、蜂蜜各30克,1个鸡蛋清。
【做法】将以上4味混合调匀,分成6份。
【用法】每服1份,开水冲服,日服3次,以愈为度。

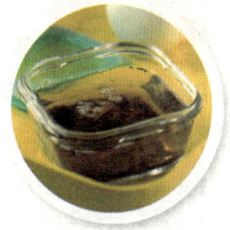

芝麻蜂蜜醋蛋

茶疗方——五加五味茶

【功效】祛风除湿,益气生津,补肾养心。适用于气虚型眩晕、健忘。
【材料】五加皮15克,五味子5克。
【做法】将以上2味用沸水冲泡。
【用法】代茶频饮,每日1剂。

茶疗方——桑叶枸杞决明茶

【功效】疏散风热,滋阴补血,清肝明目。适用于头目眩晕。
【材料】桑叶、枸杞子、菊花各10克,决明子6克。
【做法】将以上4味加水煎汤,去渣取汁。
【用法】代茶饮。

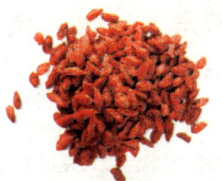

枸杞子

头痛

头痛是一种常见症状,几乎每个人一生中均会有头痛发生。头痛主要是由头部的血管、神经、脑膜等对疼痛敏感的组织受到刺激引起的。由紧张、疲劳、饮酒等原因造成的头痛在休息之后可自然消退。

茶疗方——川芎茶

【功效】祛风止痛。适用于诸风上攻、头目昏重、偏正头痛、鼻塞身重、肌肉蠕动等症。
【材料】川芎3克,茶叶6克。
【做法】将以上2味共研细末,用沸水冲泡。
【用法】代茶饮,每日1剂。

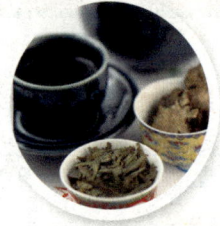

川芎茶

酒疗方——白菊花酒

【功效】清肝明目,疏风解毒。适用于头痛、视物昏花、头发脱落、心胸烦闷等。
【材料】白菊花100克,白酒1000克。
【做法】将白菊花放入布袋,置于容器中,加入白酒,密封,浸泡7天即成。
【用法】日服2次,每次服15～20克。

关节疼痛

关节疼痛是由外感风寒湿邪或肝肾虚损而致,其中多属于中医的"历节风""痹证"内容。常常呈现反复发作、逐渐加重的特点。其致病机制主要为气血痹阻不通,筋脉关节失去濡养。在临床表现方面,除具有疼痛外,还常伴有麻木、酸楚及活动障碍等症状。

醋疗方——葱白陈醋方

【功效】通络,止痛,消肿。适用于关节疼痛等。
【材料】葱白50克,陈醋1000克。
【做法】先将陈醋加热煎至减半,再加入切碎的葱白,再煮二沸,过滤后以布浸醋液并趁热裹于患处。治愈之后再敷3～5天。
【用法】外用,每日2次。

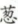

葱

腰腿疼痛

腰腿疼痛是骨伤科门诊常见的腰、腿部伤病的主要症状，多有伤患肢体酸胀、麻木、无力、劳累或天气变化时病情加剧等多种伴发症状，会引起患者的伤患肢体活动受限或功能障碍。

醋疗方——茶叶醋方

【功效】缓急止痛，活血散瘀。主治腰痛难转。
【材料】茶叶5克，食醋50克。
【做法】先将茶叶加水煎汤200克，去渣取汁，加入食醋调匀。
【用法】顿服。

醋疗方——热敷醋方

桑寄生蛋
【功效】止痛。适用两腿酸痛、腰背痛。
【材料】食醋300克。
【做法】将醋倒入盆中，加热水半盆，再将毛巾浸上热醋水，备用。
【用法】外用，热敷小腿肚。

蛋疗方——桑寄生鸡蛋方

【功效】补益肝肾，适用于血虚风湿等。
【材料】桑寄生15～30克，鸡蛋2个。
【做法】将桑寄生洗净切片，与鸡蛋加水同煮至熟，去壳后再煮片刻，即成。
【用法】吃蛋饮汤。

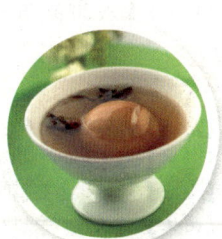

桑寄生蛋

酒疗方——治腰痛酒

【功效】温肾散寒，除风利湿。
【材料】杜仲15克，补骨脂、苍术、鹿角霜各10克，白酒500克。
【做法】将以上前4味研成粗末，置于容器中，加入白酒，密封，浸泡7天后去渣，即成。
【用法】日服2次，每次服20克，连用7天。

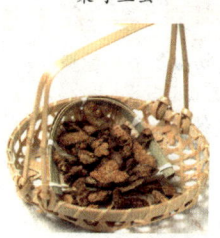

苍术

第六节 代谢系统疾病

糖尿病

糖尿病有现代文明病之称,其典型症状为"三多一少",即多饮、多尿、多食、消瘦。相当一部分患者的症状并不明显。

醋疗方——生黄豆醋方

【功效】具有降血糖的作用。适用于糖尿病患者。
【材料】黄豆100克,醋110克。
【做法】先将黄豆洗净晾干,然后浸于醋中,8天后即可食用。
【用法】每次30粒,日服3~6次。经常食用有效。

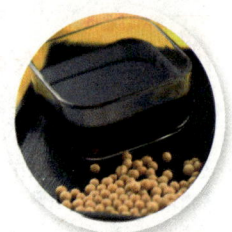

提供黄豆醋

茶疗方——消渴茶

【功效】具有降低血糖的作用。可治疗轻症糖尿病。
【材料】番石榴叶500克。
【做法】将鲜嫩番石榴叶洗净切碎,用水煎沸。
【用法】代茶饮,每日60克。

酒疗方——红枣糯米酒

【功效】补虚健脾。适用于消渴、久病体虚、食欲不振等。
【材料】红枣250克,羊脂25克,糯米酒1500克。
【做法】先将红枣洗净煮软后去水,加入羊脂和糯米酒,煮沸后待凉,置容器中,密封,浸泡3天后即成。
【用法】日服2次,每次服15克。

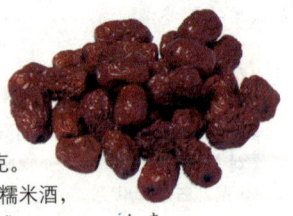

红枣

高血脂

高血脂是由脂肪代谢或运转异常使血浆一种或多种脂质高于正常值的情况。降低血脂水平是预防和治疗心脑血管疾病重要而有效的手段。

醋疗方——糖醋黄瓜卷

【功效】清热，解毒，止渴，利尿。适用于高血脂。
【材料】黄瓜200克，糖、醋各10克，香油2克。
【做法】先将黄瓜切成小段后再去除瓤及籽，仅留其皮肉，将糖醋汁调好，把黄瓜卷放入浸约半小时，放上香油即成。
【用法】佐餐食用，酸甜清脆。凡遇冷后胃痛者不宜多食。

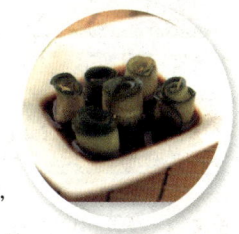
糖醋黄瓜卷

蛋疗方——菊花鹌鹑蛋

【功效】疏风清热，补气益血。适用于高血脂。
【材料】菊花15克，鹌鹑蛋1个。
【做法】将菊花洗净，加水煎煮，打入鹌鹑蛋煮熟，调味食用。
【用法】佐餐食用，常服有效。

茶疗方——菊花山楂茶

【功效】清热，降压降脂，消食健胃。适用于高血压、高血脂等。
【材料】菊花、山楂、茶叶各10克。
【做法】将以上3味，沸水冲泡。
【用法】代茶饮，每日1剂。

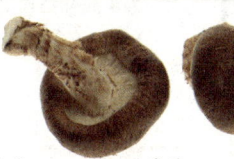
香菇

酒疗方——香菇柠檬酒

【功效】健脾益胃。适用于高血压、高血脂等。
【材料】香菇25克，柠檬1个，白酒500克，蜂蜜80克。
【做法】将以上前2味洗净晾干切片，置容器中，加入白酒，密封，浸泡7天后去柠檬片，继续浸泡7天，加入蜂蜜，混匀，即成。
【用法】日服2次，每次服20克。

第七节　感染及外伤

丹毒　丹毒是皮肤及其网状淋巴管的急性炎症，多发于下肢和面部。其临床表现为起病急，局部出现界限清楚的片状红疹，压之褪色。

醋疗方——小麦糊醋方

【功效】解毒，消肿，止痛。适用于疔疮、痈疽、丹毒、疖肿等。
【材料】小麦1000克，醋适量。
【做法】先将小麦加水浸泡3天，捣烂取沉淀物晒干，用小火炒焦研细末，再用醋调成糊状，备用。

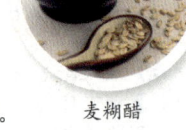

麦糊醋

【用法】外用，未破溃者敷于患处，已破溃者敷于四周，每日2次。

醋疗方——五倍子蜜醋膏

【功效】散瘀消肿。适用于丹毒、颈淋巴结结核等。
【材料】五倍子粉150克，蜂蜜60克，醋300克。
【做法】先用砂锅将醋和蜂蜜煮沸，徐徐加入五倍子粉搅拌，熬成药膏，收贮备用。
【用法】外用，敷于患处。

茶疗方——藤黄红茶

【功效】解毒消肿。适用于下肢流火（丹毒）。
【材料】藤黄30克，红茶10克。
【做法】用红茶煎汁，藤黄磨成末。
【用法】外用，涂患处。

皮炎

皮炎是主要发生于皮肤浅层的炎症反应性疾病。接触性皮炎是皮肤或黏膜在接触某些药品后,在接触部位发生的急性炎症。

醋疗方 —— 大蒜醋涂方

【功效】养血祛风,散瘀解毒。适用于血虚风燥型神经性皮炎。
【材料】大蒜瓣、醋各适量。
【做法】先将大蒜捣烂,用纱布包好后浸醋片刻,备用。
【用法】外用,每日2次,每次10～20分钟,连用7天。

茶疗方 —— 山楂片茶

【功效】健胃消食,活血化瘀。适用于脂溢性皮炎。
【材料】山楂片25克,绿茶2克。
【做法】将以上2味加水400克煎汁。
【用法】分3次代茶温饮,每日1剂。

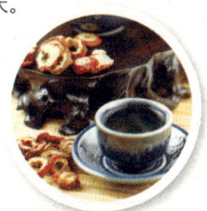

山楂茶

湿疹

湿疹是一种常见的过敏性皮肤病,可分为急性和慢性两种。湿疹可发生在身体任何部位,发病原因不明,过敏体质可能是发病的主要原因。

醋疗方 —— 黄柏苍术醋方

【功效】清热解毒,泻火燥湿。适用于阴囊湿疹。
【材料】黄柏、苍术各100克,盐3～5克,醋250克。
【做法】先将黄柏和苍术研成细末,与盐混匀,再与醋调成糊状,即成。
【用法】外用,敷于患处。

酒疗方 —— 丝瓜子酒

【功效】清泻肝经湿热。适用于阴囊湿疹见瘙痒难忍者。
【材料】丝瓜子30克,白酒200克。
【做法】将丝瓜子置容器中,加入白酒煎煮成100克,即成。
【用法】临睡顿服,出汗即愈。

荨麻疹

荨麻疹俗称风疹块，中医上称瘾疹，是一种常见的过敏性皮肤病。其病因复杂，有植物性的如花粉、荨麻；动物性的如羽毛、鱼、虾；化学性的如药物；物理性的如寒冷、光、热；感染性的如寄生虫等。中医认为，风、寒、热、虫、气血不足等均可引起发病。

醋疗方——木瓜生姜醋方

【功效】疏风散寒，去湿止痒。适用于风湿外袭型荨麻疹。

【材料】木瓜60克，生姜9克，醋100克。

【做法】木瓜切块，生姜切片，把二者放入砂锅中，加醋煎煮。

【用法】日服1剂，分早晚2次服完，连服7～10剂。

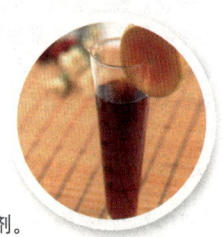

木瓜生姜醋

酒疗方——石楠肤子酒

【功效】解毒透疹。适用于荨麻疹和过敏性皮疹。

【材料】石楠叶、地肤子、当归各50克，独活60克，白酒适量。

【做法】将以上前4味共研为粗末，每次服用取药末5～6克，加入白酒15克，煎数沸，候温，空腹连末一同饮下。

【用法】日服3次。

粉刺

粉刺也称为青春痘，此病多在青春期发病，女性发病常较男性多，损害主要发生于面部，尤其是前额、双颊部、颏部，其次是胸部、背部及肩部。初起为粉刺，有白头粉刺与黑头粉刺，不易消退。愈后遗有萎缩或增生性瘢痕。

茶疗方——枇杷桑竹茶

【功效】清热宣肺，和胃降气，清肝明目。适用于粉刺。

【材料】枇杷叶、桑叶各15克，竹叶10克。

【做法】将以上3味加水煎汤，去渣取汁。

【用法】代茶饮，每日2次。

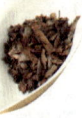

枇杷叶

痱子

痱子又称"热痱""红色粟粒疹",是在高温闷热环境下,出汗过多,汗液蒸发不畅,导致汗管堵塞、汗管破裂,汗液外渗入周围组织而引起的。主要表现为小丘疹、小水疱。多发于夏季,多见于排汗调节功能较差的儿童和长期卧床的患者。由于瘙痒而过度搔抓可致继发感染而发生毛囊炎、疖或脓肿。

茶疗方——枸杞叶茶

【功效】清热解毒,消炎止痒。适用于痱子引起的瘙痒。
【材料】枸杞叶100克。
【做法】将枸杞叶洗净,加水煎汤,去渣取汁。
【用法】代茶饮,每日2次。

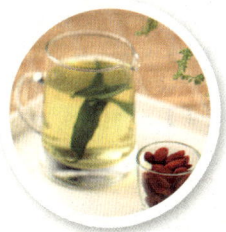

枸杞叶茶

酒疗方——二黄冰片酒

【功效】消炎止痒。适用于痱子生疮等。
【材料】生大黄6克,黄连5克,冰片4克,60度白酒150克。
【做法】将以上4味混合均匀,即成。
【用法】用棉签蘸药酒涂患部,每日3~5次。

脚气

脚气是一种极常见的真菌感染性皮肤病。成年人中70%~80%的人有脚气,只是轻重不同而已。常在夏季加重,冬季减轻,也有人终年不愈。

酒疗方——苦参黄柏酒

【功效】清热解毒。适用于热毒流注脚胫、肿痛欲脱等。
【材料】苦参、黄柏各50克,白酒250克。
【做法】将以上前2味切碎,置于容器中,加入白酒,密封,浸泡1天后去渣,即成。
【用法】外用,温洗脚肿处,每日3~4次。

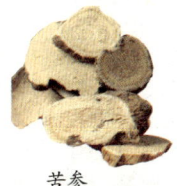

苦参

牛皮癣

又称银屑病，常发于头皮和四肢，尤其是肘和膝关节附近。临床表现为以浸润性红斑及多层银白色鳞屑的血疹或斑片为主。病程经过缓慢，如果刮去鳞屑及其下面的发亮薄膜会有点状出血，并有痒感。

醋疗方 —— 木鳖子蛋黄油醋方

【功效】散瘀，解毒，生肌。适用于牛皮癣。
【材料】木鳖子5枚，蛋黄油适量，陈醋少许。
【做法】先将木鳖子去皮，加陈醋研汁。再把鸡蛋煮熟，去白留黄，置锅内，上火熬之，并用筷子搅炒，蛋黄变黑出油，滤取蛋黄油。
【用法】洗净患处，先涂蛋黄油，然后敷木鳖子汁。

醋疗方 —— 苦参陈醋方

【功效】清热利湿、祛风杀虫。
【材料】苦参200克，陈醋500克。
【做法】先将苦参用水冲洗干净，放入陈醋中浸泡5天后即成。
【用法】外用，用消毒棉花蘸药液涂患处，每日2次。

跌打损伤

跌打损伤后不宜揉动，因为刚刚跌打损伤后，患部深处有渗血，但还不多，局部还未肿胀，可是一经揉动，便会增加局部血量，使之高肿起来。

酒疗方 —— 辣椒酒

【功效】温中健胃，除寒散湿。适用于跌打损伤、骨骼轻伤等。
【材料】辣椒12克，白酒500克。
【做法】将辣椒洗净切碎，置于容器中，加入白酒，密封，浸泡15天后去渣，即成。
【用法】日服2次，每次服5～15克。忌多服。亦可外用，涂擦患部。

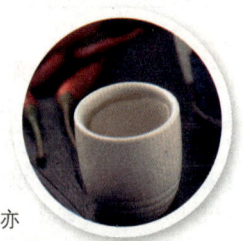

辣椒酒

蜂虫叮伤

一般应以局部治疗为主。如被虫蜇处有奇痒感,可涂以清凉油等止痒药。

蛋疗方 ——鸡蛋外敷方

【功效】解毒,止痛。适用于蛇、蝎、蜘蛛等虫咬伤。
【材料】鸡蛋1个。
【做法】将鸡蛋敲一小孔,敷于患处。
【用法】外用,敷于患处。

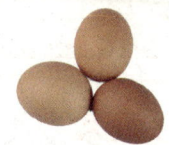
鸡蛋

蛋疗方 ——椿树叶鸡蛋清方

【功效】攻毒,消肿。适用于被蝎子蜇伤者使用。
【材料】椿树叶适量,1个鸡蛋清。
【做法】将椿树叶捣烂如泥,与鸡蛋清调匀。
【用法】外用,敷于患处。

烧烫伤

烧烫伤发生后,要先判断伤情,根据受伤的范围和损伤程度决定是轻伤还是重伤,重伤需及时送医院,轻伤采取急救措施处理即可。

醋疗方 ——绿豆大黄醋方

【功效】清热解毒,散瘀。适用于烧烫伤。
【材料】绿豆、生大黄(炒)、米醋各适量。
【做法】先将以上前2味研为细末,再用米醋调匀成糊状,即可。
【用法】外用,涂于患处。

蛋疗方 ——大黄鸡蛋清方

【功效】泻实热,破积滞,行瘀血。适用于烧伤、烫伤。
【材料】大黄12克,1个鸡蛋清。
【做法】将大黄研为细末,与鸡蛋清调匀。
【用法】外用,敷于患处。

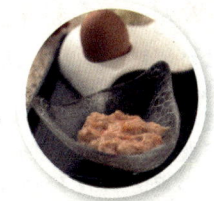
大黄蛋清

第八节 肛肠疾病

痔疮 痔疮分内痔、外痔、混合痔三种类型,是肛门直肠底部及肛门黏膜的静脉丛发生曲张而形成的。主要症状有便血、疼痛、脱出、局部分泌物增多和排便困难等。

醋疗方——香菜醋方

【功效】消肿化瘀。适用于痔疮肿痛、肛门脱垂。
【材料】香菜、香菜子、醋各适量。
【做法】先用香菜煮汤熏洗患部,同时用醋煮香菜子,用布蘸湿后趁热覆盖患部。
【用法】外用。

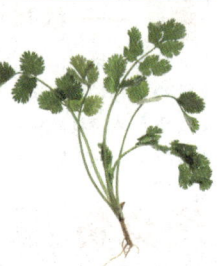

香菜

蛋疗方——苦参红糖鸡蛋方

【功效】清热解毒,消肿止痛,化痔止痛。适用于各种外痔疮肿痛。
【材料】苦参、红糖各60克,鸡蛋2个。
【做法】先用水煎苦参,取汁与鸡蛋、红糖共煮至蛋熟。
【用法】连汤顿服,每日1剂。

茶疗方——木耳芝麻茶

【功效】凉血止血,润肠通便。适用于痔疮出血、肠风下血、便秘等。
【材料】黑木耳、黑芝麻各60克(各2份)。
【做法】将以上2味分2份,1份炒熟,1份生用;每次取生熟混合药15克,沸水冲泡15分钟。
【用法】代茶频饮,每日1~2剂。

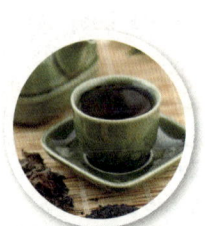

木耳芝麻茶

脱肛

脱肛是直肠黏膜、直肠全部或部分乙状结肠向下移位，脱出肛门外的一种疾病。

醋疗方——红枣陈醋方

【功效】养血补肝，散瘀解毒。
【材料】红枣 120 克，陈醋 250 克。
【做法】先将红枣洗净，用陈醋煮枣，煮至醋干。
【用法】分 2～3 次将枣吃完。

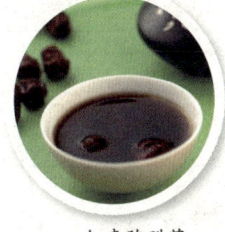

红枣陈醋茶

茶疗方——黄芪防风茶

【功效】补气升阳，益气固表，排毒生肌。
【材料】黄芪 120 克，防风 3 克。
【做法】将以上 2 味加水煎汤，去渣取汁。
【用法】代茶饮，每日 2～3 次。

疝气

疝气又名小肠气，是腹内脏器由正常位置经腹壁上孔道或薄弱点突出而形成的包块。

醋疗方——青皮茴香米醋方

【功效】破气散结，舒肝止痛。适用于小肠疝气。
【材料】青皮、小茴香各 15 克，米醋 300 克。
【做法】米醋煎前 2 味至米醋煮干，再加水煎至 400 克，即成。
【用法】温和服用。

酒疗方——海藻酒

【功效】消痰结，散瘿瘤。适用于瘿瘤、瘰疬、疝气等。
【材料】海藻 500 克，黄酒 1500 克。
【做法】将海藻洗净，加入黄酒密封浸泡 1 天后去渣，即成。
【用法】日服 3 次，每次服 30 克。

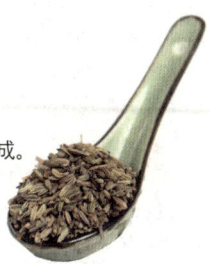

小茴香

第九节　妇科疾病

月经不调　月经不调泛指月经周期不准，超前、落后、无定期、经期延长或缩短、经量过多或过少、颜色紫黑或淡红、经血浓稠或稀薄等。

醋疗方——豆腐醋方

- 【功效】活血止血。适用于崩漏，血热型月经过多，血色红，口干。
- 【材料】豆腐250克，陈醋150克。
- 【做法】用陈醋煮豆腐，小火煮约半小时，即成。
- 【用法】每日2次饭前服用。忌食辛辣刺激性强的食物。

茶疗方——黑木耳红糖茶

- 【功效】清热解毒，消肿止痛，化瘀止痛。适用于痛经、经少。
- 【材料】黑木耳30克，红糖20克。
- 【做法】将黑木耳用小火煮透，加红糖溶化。
- 【用法】分2次代茶饮服，每日1剂。大便滑泻者忌食。

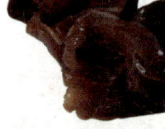

黑木耳

酒疗方——枸杞杜仲酒

- 【功效】补肾。适用于月经忽前忽后，量少色淡、痛经等。
- 【材料】枸杞子、杜仲各60克，白酒500克。
- 【做法】将以上2味置于容器中，加入白酒，密封，浸泡5天即成。
- 【用法】日服2次，每次服15～30克。

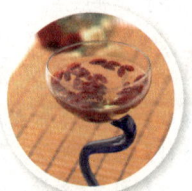

枸杞杜仲酒

痛经

痛经是指经期前后或行经期间出现下腹部剧烈疼痛、腰酸的现象，严重者可伴恶心呕吐、冷汗淋漓、手足厥冷，甚至昏厥。为女性常见病，总会给女性带来许多烦恼，严重的会影响正常工作和生活。

醋疗方——痛经盐醋方

【功效】理气止痛。适用于经期小腹痛和腰痛者。

【材料】粗盐或粗沙250克，陈醋50克。

【做法】先将粗盐或粗沙爆炒，再将陈醋慢慢地撒入，边撒边炒，撒完后再炒片刻，装入布袋，即可。

【用法】外用，热熨腰和腰骶部。

蛋疗方——黑豆米酒鸡蛋方

【功效】补益气血，温阳通经。

【材料】黑豆60克，米酒120克，鸡蛋2个。

【做法】将黑豆、鸡蛋同煮至蛋熟，去壳再煮，煮至豆熟，兑入米酒，豆、汤、蛋同服。

【用法】日服1剂。

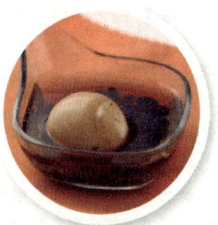

黑豆米酒蛋

经前期紧张综合征

经前期紧张综合征是女性在经前出现的一系列精神和躯体症状，随月经来潮而消失的一种疾病。常在经前7~14天出现烦躁易怒、精神紧张、神经过敏、水肿、腹泻、乳房胀痛等一系列症状，随月经行周期性发作为其特点。

蛋疗方——芹菜益母佛手鸡蛋方

【功效】疏肝行气解郁。

【材料】芹菜250克，益母草30克，佛手片6克，鸡蛋1个，盐、味精各少许。

【做法】以上前4味分别洗净，加水煎汤，再加调料调味。

【用法】月经前日服1剂，连服4~5剂。

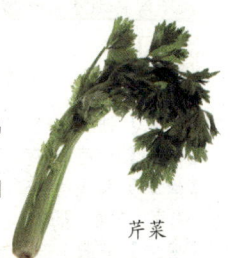

芹菜

阴道炎

阴道炎是感染引起的阴道炎症，表现为白带增多、性状改变，可伴有外阴瘙痒、性交痛或尿痛、尿频等。在正常生理状态下，阴道的组织解剖学及生物化学特点足以防御外界微生物的侵袭。如果遭到破坏，则病原菌即可趁机而入，借种种因素，导致阴道炎症。

醋疗方——白萝卜醋汁方

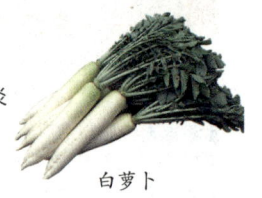

白萝卜

【功效】清热解毒，杀虫。适用于由滴虫性阴道炎引起的白带症。

【材料】白萝卜汁、醋各适量。

【做法】先用醋冲洗阴道，再用白萝卜汁擦洗阴道。

【用法】白萝卜醋汁方适合外用，一般10次为一疗程。

醋疗方——阴痒醋洗方

【功效】杀虫止痒。适用于滴虫性阴道炎引起的白带增多、阴道发痒者。

【材料】醋适量。

【做法】先将醋与等量的水混合，然后用醋水混合液冲洗阴道，再用消毒棉球蘸70%的醋塞入阴道。

【用法】外用，每日1次，3天为一疗程。

崩漏

崩漏是指行经期间，阴道大量出血，或持续不断出血，行经时间超过2周，淋漓不净的病症。本病发生原因较多，如控制月经周期的激素发生紊乱，以及子宫肌瘤、盆腔感染或子宫内膜异位等疾病及子宫内放置避孕器安装不当等均能引发此病。

酒疗方——川芎酒

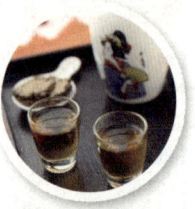

川芎酒

【功效】祛瘀止崩。适用于女性血崩。

【材料】川芎24克，白酒150克。

【做法】将川芎切碎，置于容器中，加入白酒，煮成100克，去渣，即成。

【用法】日服1剂，分3次服完。

带下

带下是一种常见的妇科病，多表现为带下的量明显增多，经常觉得阴部不舒服，甚至会湿透内裤；带下颜色有的发黄，有的粉红色，有的稀薄像水一样，有的很黏像脓一样，也有的像豆腐渣似的。有时还有腥臭味，并伴有全身不适症状。若自感有这些症状，即可诊为带下病。

醋疗方 —— 甲鱼山药米醋汤

【功效】温肾益脾，固涩。适用于肾气不足型带下症。

【材料】重250～500克甲鱼1只，山药50克，米醋适量。

【做法】先用米醋炒甲鱼，再与山药同放锅内煮汤，熟后吃鱼喝汤。

【用法】隔日服1次，连服4～5次。

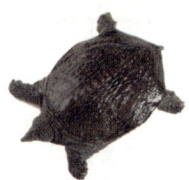

甲鱼

蛋疗方 —— 胡椒炒鸡蛋

【功效】温宫助阳，益气养血。

【材料】胡椒27粒，鸡蛋1个。

【做法】将胡椒研为细末，鸡蛋打碎，两味调匀，煎炒成鸡蛋饼。

【用法】作为早饭吃，连服半个月。

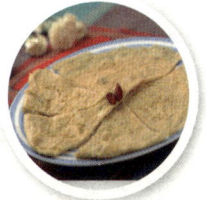

胡椒炒鸡蛋

盆腔炎

盆腔炎是指女性盆腔、生殖器官(包括子宫、输卵管、卵巢)、盆腔腹膜和子宫周围的结缔组织发生炎症，统称为盆腔炎。盆腔炎也是一种较为常见的妇科疾病，炎症可局限于一个部位，也可几个部位同时发病。

蛋疗方 —— 大黄鸡蛋方

【功效】泻实热，破积滞，行瘀血。

【材料】生大黄15克，鸡蛋5个。

【做法】将生大黄研末，鸡蛋开1个小孔，取出蛋清，每只鸡蛋装入生大黄末3克，煮熟食用。

【用法】月经净后每晚睡前食用鸡蛋1个，连用5天为一疗程。

子宫脱垂

子宫从正常位置沿阴道下降，子宫颈外口达坐骨棘水平以下，甚至子宫全部脱出于阴道口外，称为子宫脱垂。

醋疗方——烧铁醋熏方

【功效】散瘀止血。适用于子宫下垂。
【材料】小铁块1块，醋250克。
【做法】先将醋倒入干净的容器中，再把小铁块烧红后放入容器中，醋即沸腾，令患者坐在容器上熏15分钟。
【用法】外用，每日1次熏患处。治疗期间忌房事，并注意补充营养和休息好。

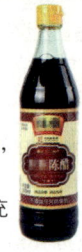

醋

醋疗方——川乌五倍子醋方

【功效】祛风散寒，除湿止痛，敛汗止血。适用于子宫脱垂。
【材料】生川乌、五倍子各10克，食醋100克。
【做法】先将生川乌和五倍子加水1500克煮沸，再加醋煮沸，即成。
【用法】外用，将药液置于清洁女式尿盆内，熏患处。

蛋疗方——首乌山萸鸡蛋方

【功效】补中益气，涩精固脱。适用于子宫脱垂。
【材料】何首乌30克，山萸肉9克，鸡蛋3个。
【做法】先将何首乌与山萸肉分别用清水洗净一同放入锅中，加水煎煮后去渣，再打入鸡蛋煮熟。
【用法】吃蛋喝汤，早晚各服1次，连服数天。

首乌山萸蛋

蛋疗方——升麻鸡蛋方

【功效】解毒，升提。适用于子宫下垂。
【材料】升麻4克，鸡蛋1个。
【做法】将鸡蛋打一小孔，再将升麻研末装入鸡蛋内，密封小孔，隔水蒸熟。
【用法】每日1剂，连服10天为一疗程，停服2天再进入第二疗程。

第十节　五官科疾病

结膜炎

结膜炎是指眼睛的结膜感染上病毒或细菌而致的发炎，是一种传染性很强的疾病。

醋疗方——三七醋方

【功效】止血散瘀，消肿止痛。适用于无名肿毒疼痛不止、赤眼等。
【材料】三七、米醋各适量。
【做法】用三七磨米醋，取汁备用。
【用法】外用，涂于患部，无名肿毒已溃破者可研末干涂；赤眼者涂于眼睛四周。

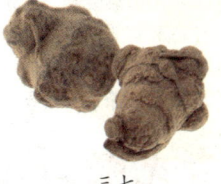

三七

蛋疗方——黑木耳绿茶鸡蛋方

【功效】清热解毒，明目。适用于红眼病、眼痛灼痛、红肿流泪、刺痛、畏光等症。
【材料】黑木耳 25 克，绿茶 10 克，鸡蛋 2 个。
【做法】将黑木耳、绿茶及鸡蛋加清水 800 克煮成 400 克。
【用法】吃蛋饮汤，一次服完，黑木耳同食。

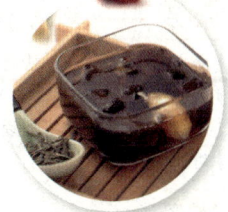

黑木耳绿茶蛋

蛋疗方——夏枯草鸡蛋方

【功效】消炎解毒。适用于结膜炎、角膜炎。
【材料】新鲜夏枯草 50 克，香油适量，鸡蛋 1 个。
【做法】将鲜夏枯草洗净切碎，与鸡蛋一同用香油炒熟，调味食用。
【用法】日服 1 次。

麦粒肿

麦粒肿是眼睑腺的急性化脓性炎症,俗称针眼。其表现为眼皮有小疖,微痒,局部红肿、热、痛,小疖成熟时,可自行溃破流脓。

茶疗方——白菊花茶

【功效】清热解毒。适用于麦粒肿。
【材料】白菊花9克。
【做法】将白菊花加水煎汤,去渣取汁。
【用法】代茶饮,每日1剂。

茶疗方——野菊红花茶

【功效】清热解毒,消炎明目。适用于麦粒肿。
【材料】野菊花30克,红花10克。
【做法】将以上2味加水煎汤,去渣取汁。
【用法】代茶饮,每日1～2次。

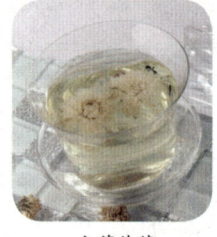
白菊花茶

青光眼

青光眼是眼科的一种疑难病,种类很多,常见的分为急性和慢性两类,其中女性急性充血性青光眼较多。

茶疗方——羌活茶

【功效】解表散寒,祛湿通络。适用于青光眼。
【材料】羌活20克。
【做法】将羌活加水煎汤,去渣取汁。
【用法】代茶饮。

酒疗方——菊花煮酒

【功效】清肝明目。适用于青光眼、头目昏涨等。
【材料】菊花9克,糯米酒适量。
【做法】将菊花洗净撕碎,置砂锅中,加糯米酒加热煮沸后取酒汁,即成。
【用法】日服2次,每日1剂。

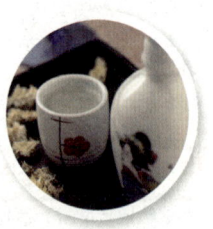
菊花酒

白内障

白内障是眼睛内晶状体发生混浊,由透明变成不透明,阻碍光线进入眼内引起的。初期混浊对视力影响不大,而后逐渐加重,直至明显影响视力甚至失明。白内障是目前世界上主要致盲眼病之一,但同时又是一种可治性眼病。

蛋疗方——牛奶冲鸡蛋方

【功效】明目。适用于角膜软化症、近视等。
【材料】牛奶 250 克,鸡蛋 1 个。
【做法】将鸡蛋打散,冲入牛奶,煮沸后食用。
【用法】日服 1 次,连服数日。

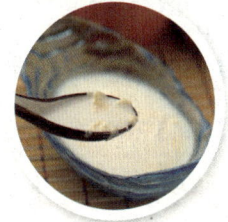

牛奶冲鸡蛋

茶疗方——茅根泽萍茶

【功效】健脾益胃,生津止渴。适用于白内障等眼部疾病。
【材料】白茅根、浮萍各 30 克,泽泻 12 克。
【做法】将以上 3 味加水煎汤,去渣取汁。
【用法】代茶饮,每日 2 次。

视力衰退

随着年龄的增加,人的视力逐渐衰退。人们通常认为,这是身体功能衰老引起的。但最新的研究表明,视力减退还与体内维生素缺乏有关,晶状体内有高浓度的抗氧化剂维生素C和维生素E,还有一些胡萝卜素类的叶黄素和玉米黄素。它们能有效阻止紫外线和自由基引起的损伤,从而保护视力。

酒疗方——枸杞地骨皮酒

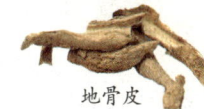

地骨皮

【功效】滋补肝肾,清热明目。
【材料】枸杞子、蜂蜜各 150 克,地骨皮 30 克,白酒 1500 克。
【做法】将枸杞子、地骨皮置于容器中,加入蜂蜜和白酒,密封,浸泡 30 天后去渣,即成。
【用法】空腹温服,日服 2 次,每次服 15 克。

中耳炎

中耳炎，俗称"烂耳朵"，是鼓室黏膜出现炎症所致。病菌进入鼓室，当抵抗力减弱或细菌毒素增强时就会产生炎症。

蛋疗方——白矾鸡蛋吹耳方

【功效】清热解毒，和中固脱。适用于外耳道感染。
【材料】白矾末6克，鸡蛋1个。
【做法】将鸡蛋打一小孔，将白矾末纳入鸡蛋内，湿纸封口，置火炉上煅焦，研为极细末。
【用法】将耳底脓液擦净，吹入药末。治疗期间忌食酸辣刺激性食物。

蛋疗方——香油鸡蛋清方

【功效】消炎。适用于中耳炎。
【材料】香油、鸡蛋清各适量。
【做法】将以上2味充分混匀。
【用法】外用，用前先将耳内脓液清洗干净，滴入香油鸡蛋清2～3滴，每日1次。

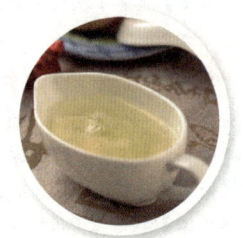

香油鸡蛋清

茶疗方——丹芎京菖茶

【功效】凉血活血，祛风益耳。适用于卡他性中耳炎、霉菌性慢性中耳炎。
【材料】粉丹皮、川芎各5克，京菖、茶叶各3克。
【做法】将以上4味用沸水冲泡。
【用法】代茶频饮。

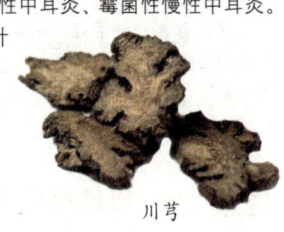

川芎

酒疗方——半夏消炎酒

【功效】消疖肿。适用于急、慢性中耳炎患者。
【材料】生半夏50克，白酒150克。
【做法】将生半夏研成细粉，置于容器中，加入白酒浸泡24小时，取上面的清液，即成。
【用法】外用，先将患耳洗净，滴入药酒数滴，每日1～2次。

鼻出血

鼻腔内覆盖着一层厚约0.5毫米的黏膜，黏膜里含有非常丰富的血管和黏液腺体。鼻黏膜脆弱、上火、受重击都可导致鼻出血。

醋疗方——盐水醋方

【功效】止衄。适用于鼻出血。
【材料】盐5克，食醋100～150克。
【做法】将盐用冷开水溶化，先饮冷盐开水，间隔2～3分钟，再饮食醋。
【用法】早晚各1次，连服3天。

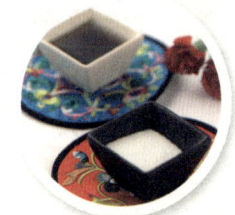

盐水醋

蛋疗方——韭菜根鸡蛋方

【功效】凉血止血。适用于鼻出血。
【材料】韭菜根120克，白糖30克，鸡蛋1个。
【做法】将以上3味加水适量同煮至蛋熟，即可。
【用法】日服1次。

酒糟鼻

酒糟鼻又称酒渣鼻、玫瑰痤疮或赤鼻，是发于鼻部的一种慢性炎症性皮肤病，多发生在中年人身上，其中男性患者较多。通常表现为外鼻皮肤发红，但以鼻尖最为显著。损害多呈对称分布，见于鼻部、两颊、眉间、颏部、鼻尖及鼻翼。

醋疗方——醋溜茭白

【功效】清热除烦，除酒糟鼻，明目。适用于酒糟鼻等。
【材料】茭白500克，植物油50克，白糖、酱油、花椒、香油、淀粉、米醋各适量。
【做法】先将茭白洗净切成旋刀块，起油锅投入花椒炸香后捞出，投入茭白块略炒，放入糖、米醋、酱油，煮沸，用水淀粉勾芡，淋上香油即成。
【用法】佐餐食用。

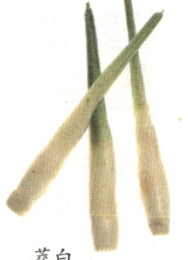

茭白

咽喉炎

咽喉炎是由细菌引起的一种疾病。喉头有异物感、喉咙痛、咽喉红肿，这些都可能是患上慢性咽喉炎的症状。

醋疗方——万年青叶醋方

【功效】清热解毒，化瘀止血。适用于咽喉肿痛。
【材料】鲜万年青叶3～5片，食醋50克。
【做法】先将鲜万年青叶捣汁，加食醋混匀即成。
【用法】频频含咽。

蛋疗方——白萝卜汁鸡蛋方

【功效】滋阴降火，生津润燥。适用于慢性咽喉炎。
【材料】白萝卜汁50克，鸡蛋1个。
【做法】将白萝卜汁、鸡蛋蒸熟，鸡蛋去壳后服，随后饮热白萝卜汁。
【用法】顿服。

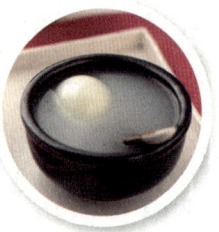

白萝卜汁蛋

蛋疗方——鸡蛋粥

【功效】滋阴润燥，养血补虚。
【材料】鸡蛋1个，粳米50克。
【做法】将粳米淘洗干净入锅，加水500克，先用大火烧开，再转用小火熬煮成稀粥，鸡蛋打成浆加入粥中，调匀，再煮数沸即成。
【用法】日服1～2次，温热食用。

茶疗方——大海合欢茶

【功效】清热润肺，宁心安神，利咽解毒。适用于急、慢性咽喉炎，特别是肺燥火热上灼的喉音喑哑症。
【材料】胖大海3枚，合欢花、绿茶各3克，冰糖适量。
【做法】将以上4味沸水冲泡。
【用法】代茶饮。

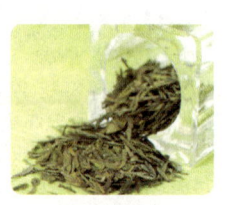

绿茶

牙周炎

牙周炎是侵犯牙龈和牙周组织的慢性炎症，是一种破坏性疾病，其主要特征为牙周袋的形成及袋壁的炎症，牙槽骨吸收和牙齿逐渐松动，它是导致成年人牙齿丧失的主要原因。

醋疗方——漱口醋方

【功效】消炎解毒。适用于牙周炎。
【材料】食醋50克。
【做法】将食醋加冷开水50克，混匀，含漱。
【用法】每日含漱2次，连用14天。

蛋疗方——酒煎鸡蛋方

【功效】清心降火。适用于牙周炎。
【材料】白酒100克，鸡蛋1个。
【做法】把白酒倒入碗中。点燃白酒后立即将鸡蛋打入，不搅动，不放任何调料，待火熄蛋熟，待其冷却后把鸡蛋捞出即可食用。
【用法】顿服，日服2次，连服1～3次。

茶疗方——治牙痛茶

【功效】清热泻火。适用于胃火牙痛、牙床腐烂出血。
【材料】大黄15克，生石膏30克。
【做法】将以上2味用沸水冲泡2～3次。
【用法】代茶饮，每日1剂。

茶疗方——盐茶

【功效】化痰降火，消炎利咽。
【材料】茶叶3克，盐1克。
【做法】将以上2味用沸水冲泡5分钟。
【用法】代茶温饮，每日1～2剂。

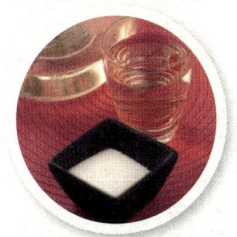

盐茶

口腔炎

口腔炎多数发生在20～50岁，发病时多伴有便秘、口臭等现象。该病为病毒感染所致。

醋疗方——草莓醋方

【功效】祛风散寒，清热解毒。

【材料】白草莓、白糖或冰糖各1000克，食醋900克。

【做法】先将白草莓洗净沥干，除去蒂及破损果粒，放入大口瓶中，加入食醋和白糖或冰糖，腌渍，每天搅拌1次，6天后即可饮用，再经6天可去草莓渣。

【用法】经常饮用，代茶饮。

酒疗方——半夏酒

【功效】燥湿，消肿。适用于舌下黏膜炎症。

【材料】半夏20枚，白酒1000克。

【做法】将半夏加水200克煎煮，再在水中浸泡片刻，乘热加入白酒，密封，浸泡30天后去渣。

【用法】取药酒乘热含之，冷时即吐，再含热者，以愈为度。亦可内服，日服2次，每次服10克。

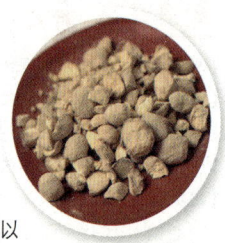

半夏

牙痛

牙痛是牙科的常见症状之一，以牙齿及牙龈红肿、疼痛为主要表现的病症。无论是牙齿或牙齿周围的疾病都可发生牙痛，如常见的龋齿、牙痈、牙齿交痛、骨槽风等病，都会产生不同程度的牙痛。

蛋疗方——竹叶绿豆鸡蛋方

【功效】清热降火，消炎止痛。适用于风火牙痛。

【材料】竹叶15克，绿豆50克，鸡蛋1个。

【做法】将前2味水煎取汁，炖荷包蛋，至蛋熟即成。

【用法】顿服。

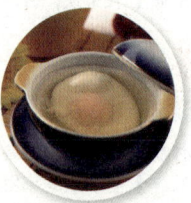

竹叶绿豆鸡

口疮

口疮，又称口腔溃疡，是口腔黏膜最容易罹患的疾病。口疮初发时，会有自觉的轻微刺痛和烧灼感，接着在口腔内会产生丘疹，上皮细胞产生腐蚀，进而产生溃疡。溃疡由中间开始，逐渐往外扩大，口腔疼痛也会加剧，影响进食、说话和情绪。

醋疗方——吴茱萸连栀醋方

【功效】解毒散瘀。适用于口疮。
【材料】吴茱萸6克，黄连、栀子各10克，食醋适量。
【做法】先将前3味上药研末，分2次用食醋调成糊状，做成饼，备用。
【用法】外用，贴在两足心，每剂用2次，每次6小时。

蛋疗方——黄连蛋黄油方

【功效】清热解毒，滋阴生肌。适用于口腔溃疡。
【材料】川黄连末6克，蛋黄油适量。
【做法】将以上2味调匀。
【用法】涂抹于口腔溃疡处。

牙龈出血

牙龈出血是口腔疾病的常见症状之一。轻者在刷牙、吮吸、咬硬物或剔牙时出血，重者在轻微刺激或没刺激时也会出血。口腔疾病所致的牙龈出血，多见于牙龈炎和牙周炎。此外，义齿不合适、食物嵌塞、牙周损伤等，都可造成牙龈出血。

茶疗方——石斛绿茶煎

【功效】清热养阴。适用于烦热、消渴、口臭等症。
【材料】鲜石斛10克，绿茶4克。
【做法】将鲜石斛洗净，切成节，放入沙茶壶内，加入绿茶，用沸水冲入茶壶内，再用小火炖4~5分钟，每天冲泡一壶饮之。可根据病况决定饮用量的多少。
【用法】代茶饮。

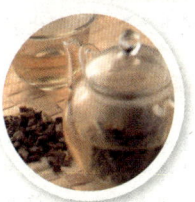

石斛绿茶饮

第十一节　防癌抗癌

肺癌　肺癌是肺组织支气管上皮细胞或肺泡上皮细胞恶变后形成的癌细胞，癌细胞进一步生长扩大形成癌肿，可向四周乃至全身扩散。

醋疗方——抗癌糖醋方

【功效】抗癌。适用于肺癌等。
【材料】大蒜适量，红糖250克，食醋500克。
【做法】先将食醋与红糖混匀，煮沸后冷却放入大口瓶内，再将洗净晾干的大蒜瓣放入，10天后即可取食。
【用法】日服2～3次。

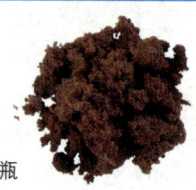
红糖

茶疗方——鱼腥草抗癌茶

【功效】清热解毒，润肺化痰，抗癌。适用于各种癌症。
【材料】鱼腥草30克，金银花、黄芩各9克，绿茶3克，蜂蜜10克。
【做法】将以上前3味加水适量，煎沸10分钟，再加入茶叶煮沸3分钟，去渣取汁，调入蜂蜜。
【用法】不限时代茶饮，每日1剂。

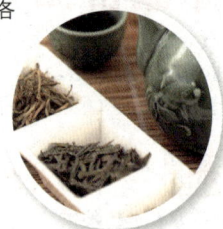
鱼腥草蜜茶饮

酒疗方——一枝香酒

【功效】抗癌。适用于早期肺癌等。
【材料】一枝香60克，石楠叶30克，米酒100克。
【做法】将以上前2味加入米酒煎煮取汁，备用。
【用法】温服，日服2剂。宜在医生指导下服用。

肝癌

肝癌是常见的恶性肿瘤之一，是我国位居第二的癌症"杀手"，常见于中年男性。出现症状时，往往已属中晚期。

醋疗方——胡萝卜洋葱醋方

【功效】防癌抗癌。适用于肝癌等各种癌症早期和恢复期的辅助食疗，并可预防癌症的复发。
【材料】胡萝卜、洋葱、猪油、食醋各适量。
【做法】可先将胡萝卜、洋葱洗净切条，用猪油煎炒至七成热时加食醋调味，即成。
【用法】佐餐食用。

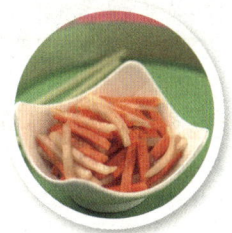

醋拌胡萝卜洋葱

茶疗方——苦菜茶

【功效】清热。适用于肝癌症见口干、厌食者。
【材料】苦菜、白糖各适量。
【做法】将苦菜洗净、捣烂、取汁，入白糖调味。
【用法】代茶饮。

茶疗方——茵陈红糖茶

【功效】清热，利湿，退黄。适用于肝癌以黄疸为主者。
【材料】茵陈 15 克，红糖 60 克。
【做法】将以上 2 味加水煎汤，去渣取汁。
【用法】代茶频饮。

酒疗方——冰片酒

【功效】止痛。适用于肝癌等。
【材料】冰片 15 克，白酒适量。
【做法】将冰片置容器中，加入白酒浸泡。
【用法】需要时用棉棒蘸此药酒擦涂疼痛部位，10～15 分钟见效。

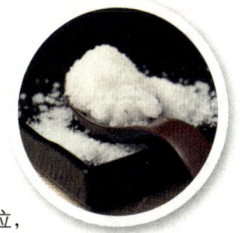

冰片

食管癌

食管癌是一种常见的恶性肿瘤。其临床表现为早期吞咽食物时感到不适，有食物停滞和噎塞于食管中的感觉，当病情发展至食管受损明显且持续较久时，患者常常吐出泡沫状黏液，梗死感加重，并可伴有前胸和后背持续性隐痛，全身情况逐渐恶化，出现脱水，体重下降等现象，严重者可有全身各器官衰竭。

【蛋疗方】——斑蝥鸡蛋方

【功效】攻毒，逐瘀，消肿。适用于颈淋巴结核、食管癌。

【材料】斑蝥7只，鸡蛋1个。

【做法】将鸡蛋打一小孔，把斑蝥装入，用湿纸封口，蒸至蛋熟，去蛋壳及斑蝥。

【用法】凌晨空腹和米饭吃鸡蛋。服用后会出现米泔样或脂样小便，如小便不通，可服琥珀散2～3剂催之。

【茶疗方】——二菱茶

【功效】健胃，止痢，抗癌。适用于食管癌、胃癌和胃溃疡等。

【材料】菱角壳、菱茎叶各60克，薏米30克。

【做法】将以上3味加水煎汤，去渣取汁。

【用法】代茶频饮。

薏米

【酒疗方】——三七末藕汁酒蛋方

【功效】止血活血，消肿止痛。适用于食管癌咳血加重。

【材料】三七末3克，藕汁适量，陈酒少许，鸡蛋1个。

【做法】将鸡蛋打于小碗中，和三七末、藕汁1小杯、陈酒，隔水炖熟食之。

【用法】日服1剂。

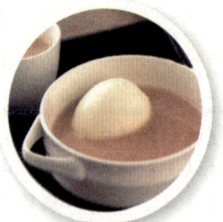

三七藕汁蛋

胃癌

胃癌是原发于胃部的一种常见的恶性肿瘤，居消化道恶性肿瘤的第一位。

醋疗方——矿泉水蜜醋方

【功效】抗癌。适用于胃癌等。
【材料】矿泉水50克，蜂蜜20克，食醋30～40克。
【做法】将以上3味按比例配成饮料，即成。
【用法】可长期饮用。

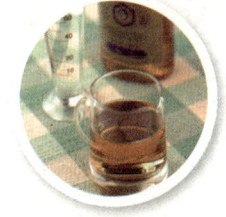

矿泉水蜜醋

蛋疗方——韭菜鸡蛋合

【功效】防癌抗癌。适用于防治胃癌、肠癌等消化道癌症。
【材料】嫩韭菜200克，面粉300克，香油50克，盐、葱花、味精各适量，鸡蛋2个。
【做法】将韭菜择洗净，切成3毫米长的小段，拌入香油、盐、葱花味精，再将鸡蛋打匀后嫩煎成块，拌入馅内。将面粉用水和好后，擀成薄皮，包入馅，再煎黄，即成。
【用法】经常食用。

茶疗方——陈皮红枣茶

【功效】行气健胃，降逆止呕。适用于胃癌、虚寒呕吐者。
【材料】陈皮、红枣各10克。
【做法】将以上2味加水煎汤，去渣取汁。
【用法】代茶频饮。

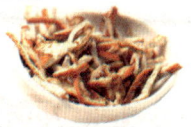

陈皮

茶疗方——大蒜茶

【功效】消炎杀菌，清热解毒，抗癌。适用于胃癌、食管癌、乳腺癌等。
【材料】大蒜20克，绿茶2克，红糖25克。
【做法】将大蒜剥去皮，捣烂成泥，再与绿茶、红糖一起加沸水500克冲泡10分钟。
【用法】不限时代茶饮，每日1剂。

肠癌

肠癌是由生长于肠内壁细小的息肉形成。这些息肉起初是无害的，但数年后，有部分息肉发生病变，形成癌细胞。

醋疗方——马钱子醋敷方

- 【功效】抗癌。适用于肛门癌。
- 【材料】马钱子、食醋各适量。
- 【做法】先将马钱子研末，再用食醋调匀，即成。
- 【用法】外用，敷于患处。

茶疗方——黄连党参茶

- 【功效】清热燥湿，泻火解毒。适用于肠癌内急后症。
- 【材料】黄连10克，莲子肉30克，党参15克。
- 【做法】将以上3味加水煎汁。
- 【用法】代茶饮，每日2剂。

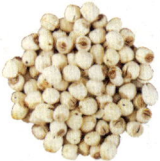

莲子

茶疗方——海带茶

- 【功效】软坚，利水，泄热。适用于结肠癌。
- 【材料】干海带500克。
- 【做法】将干海带先用清水浸泡24小时，切成细丝，再用铁锅炒干，瓷器收贮。每服3克，用沸水冲泡。
- 【用法】不限时代茶饮，每日1剂。

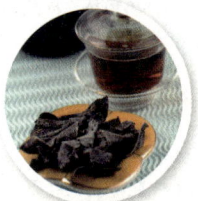

海带茶

国医小课堂

预防肠癌的饮食原则

预防肠癌的根本宗旨就是注意饮食习惯，即晚餐不过饱、晚餐不过甜、晚餐不过晚、晚餐不过荤。

白血病

白血病属造血组织病变的恶性疾病。其特点是骨髓及其他造血组织中有大量白血病细胞无限制增生，并进入外周血液，而正常血细胞的制造被明显抑制。

蛋疗方——三七藕汁鸡蛋羹

【功效】清热，活血，止血。适用于白血病吐血明显者。

【材料】汉三七粉5克，鲜藕汁适量，鸡蛋1个，盐少许。

【做法】在鲜藕汁中加适量水，煮沸，汉三七粉与去壳鸡蛋调匀，氽沸汤中，加少许盐即可。

【用法】日服2次。

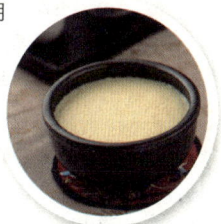

三七藕汁鸡蛋羹

茶疗方——竹茅茶

【功效】清热泻火，凉血止血。适用于白血病。

【材料】淡竹叶、白茅根各10克。

【做法】将以上2味沸水冲泡，加盖闷30分钟。

【用法】代茶频饮。

乳腺癌

乳腺癌是乳腺导管上皮细胞在各种内外致癌因素的作用下，失去正常特性而异常增生，以致超过自我修复的限度而发生癌变的疾病。临床以乳腺肿块、乳头溢液、乳晕和皮肤异常等为主要表现。

酒疗方——乳痈丸

【功效】活血散瘀，止痛。适用于乳腺癌。

【材料】蒲公英、全蝎各60克，大蜈蚣1条，血余15克，雄黄20克，白屈菜90克，食醋、黄酒适量。

【做法】将以上前6味研为细末，食醋调拌为丸，如梧桐子大，备用。

【用法】每服10克，黄酒送下。

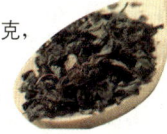

蒲公英

第十二节 其他疾病

中毒 大多数中毒现象是意外发生的,各个年龄段的人们均可发生中毒现象。正确的急救会将中毒者受到的伤害降至最低。

醋疗方——米醋茶

【功效】开窍醒神,除恶气。适用于煤气中毒。
【材料】米醋 100~150 克,茶叶 30 克。
【做法】将茶叶加水 500 克煎成 150~200 克,或用沸水冲泡;再将茶汁与醋混合。
【用法】分 3 次灌服或饮服。

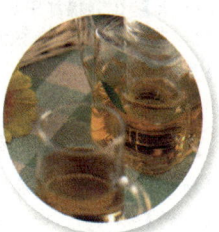

米醋茶

茶疗方——乌梅野菊茶

【功效】甘凉解毒,清肺润燥。适用于职业性气体中毒。
【材料】乌梅肉 3 克,野菊花 2 克,天冬 1 克,绿茶适量。
【做法】以上 4 味一同煮沸,再温浸半小时。
【用法】代茶频饮。

酒疗方——芦苇根酒

【功效】解毒杀虫,利小便。适用于食用鱼蟹中毒等。
【材料】芦苇根 250 克,黄酒 180 克。
【做法】将芦苇根洗净切碎,置于容器中,然后再加入黄酒 180 克和水 60 克,煎煮成 60 克的药酒,然后去渣,即成。封存备用。
【用法】温服,1 剂顿服。

寄生虫病

寄生虫是单细胞或多细胞动物，其生活史相当复杂，它们都具有一定的感染阶段，只有达到感染阶段时，才能感染人体。寄生虫侵入宿主，并能在宿主体内寄生、发育而引起感染。寄生虫对人体都是有害的，所引起的疾病统称为寄生虫病。

醋疗方——驱蛔虫醋方

【功效】安蛔驱虫。适用于蛔虫病。
【材料】醋 30 克。
【做法】先将醋加温，备用。
【用法】6 小时温服 1 次，连服 2～3 日。

醋疗方——马齿苋米醋膏

【功效】清热利湿，凉血解毒，驱虫。适用于钩虫病。
【材料】鲜马齿苋 250 克，米醋 50 克。
【做法】先将鲜马齿苋洗净，加水煎，浓缩成流浸膏状，然后再加入米醋，调匀，即成。
【用法】顿服，每日 1 次，3 天为一疗程。

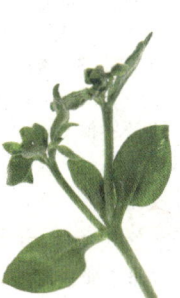

马齿苋

茶疗方——马兰糖茶

【功效】清热解毒。适用于疟疾寒热症。
【材料】马兰 30 克，白糖 15 克。
【做法】将以上 2 味用沸水冲泡，加盖闷 30 分钟。
【用法】发作前顿服。

茶疗方——南瓜子茶

【功效】驱虫。适用于绦虫病等。
【材料】南瓜子 60 克。
【做法】将南瓜子捣碎，加水煎汤。
【用法】代茶饮。

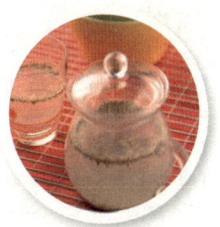

南瓜子茶

中暑

中暑是人体在高温和热辐射的长时间作用下，机体体温调节出现障碍，水、电解质代谢紊乱及神经系统功能损害症状的总称，是热平衡功能紊乱而发生的一种急症。轻度中暑时表现为精神恍惚、疲乏无力、头昏、心慌、大汗、恶心、体温超过37.5℃等症状。有这些症状的人，如及时离开高温环境，一般休息3～4小时后可以恢复。

蛋疗方——黄瓜皮炒鸡蛋

【功效】清热解毒，温补身体。适用于中暑等症。

【材料】小黄瓜3根，盐、姜粉、味精各适量，鸡蛋4个。

【做法】将鸡蛋打入碗中，加盐少许，打匀，姜粉拌入打好的鸡蛋中，备用。小黄瓜洗净切片。炒锅起火，油八成热时倒入鸡蛋，翻炒成形后放入黄瓜片，待黄瓜片变快熟时放入味精、盐，翻炒几下即成。

【用法】佐餐食用。

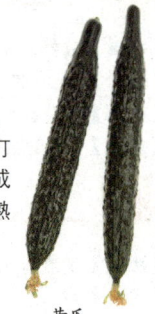

黄瓜

茶疗方——苦瓜绿茶

【功效】消热解暑，除烦。适用于中暑发热、口渴烦热、小便不利等症。

【材料】苦瓜1个，绿茶适量。

【做法】将苦瓜上端切开，挖去瓜瓤，装入绿茶，把苦瓜挂在通风处阴干；用时取下洗净，连同茶叶切碎，混匀；每服10克，沸水冲泡，闷30分钟。

【用法】代茶频饮。

酒疗方——苹果酒

【功效】生津润肺，除烦解暑。适用于脾虚火盛、中焦诸气不足、烦热中暑、醉酒等症。

【材料】苹果250克，白酒500克。

【做法】将以上前1味去皮核，切碎，置于容器中，加入白酒，密封，每日振摇1次，浸泡7天即成。

【用法】口服，不限时，随量。

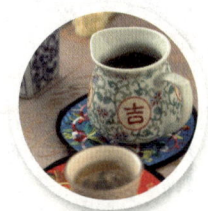

苹果酒